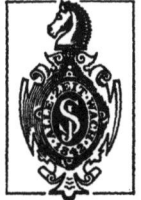

O. Braun-Falco · S. Lukacs

Dermatologische Röntgentherapie

Ein Leitfaden für die Praxis
Mit 40 Abbildungen; davon 9 in Farbe

Springer-Verlag
Berlin Heidelberg GmbH 1973

Prof. Dr. med. Otto Braun-Falco
Direktor der Dermatologischen Klinik und Poliklinik
der Universität München

Priv.-Doz. Dr. med. Stefan Lukacs
Oberarzt an der Dermatologischen Klinik und Poliklinik
der Universität München

ISBN 978-3-540-06321-6   ISBN 978-3-662-06557-0 (eBook)
DOI 10.1007/978-3-662-06557-0

Das Werk ist urheberrechtlich geschützt. Die dadurch begründeten Rechte, insbesondere die der Übersetzung, des Nachdruckes, der Entnahme von Abbildungen, der Funksendung, der Wiedergabe auf photomechanischem oder ähnlichem Wege und die Speicherung in Datenverarbeitungsanlagen bleiben, auch bei nur auszugsweiser Verwertung, vorbehalten.

Bei Vervielfältigungen für gewerbliche Zwecke ist gemäß § 54 UrhG eine Vergütung an den Verlag zu zahlen, deren Höhe mit dem Verlag zu vereinbaren ist.

© by Springer-Verlag Berlin Heidelberg 1973
Ursprünglich erschienen bei Springer-Verlag Berlin · Heidelberg · New York 1973

Library of Congress Catalog Card Number 73-81298.

Die Wiedergabe von Gebrauchsnamen, Handelsnamen, Warenbezeichnungen usw. in diesem Werk berechtigt auch ohne besondere Kennzeichnung nicht zu der Annahme, daß solche Namen im Sinne der Warenzeichen- und Markenschutz-Gesetzgebung als frei zu betrachten wären und daher von jedermann benutzt werden dürften.

Gesamtherstellung: Universitätsdruckerei H. Stürtz AG, Würzburg

Vorwort

In der Ordnung für die Weiterbildung zum Facharzt für Haut- und Geschlechtskrankheiten ist festgelegt, daß der in Ausbildung befindliche Dermatologe sich ein halbes Jahr praktisch mit dem Gebiet der Dermatoröntgentherapie zu beschäftigen hat. In dieser Zeit muß er die notwendigen Kenntnisse und Erfahrungen erwerben, die ihn befähigen sollen, selbständig und erfolgreich Dermatoröntgentherapie zu betreiben. Zu seiner Information während der Ausbildung, aber auch später in der Praxis stehen ihm zur Zeit lediglich Quellen von handbuchartigem Charakter zur Verfügung, während ein kurzgefaßter Leitfaden zur raschen und zuverlässigen Orientierung fehlt.

Auch der Radiologe wird als Dermatoröntgentherapeut vielfach in Anspruch genommen und sollte sich ad hoc in einem Schreibtisch- oder Taschenbuch über modernes Vorgehen in der Röntgentherapie von Dermatosen und Hauttumoren informieren können.

Dem vielseitigen Wunsch nach einer kurzgefaßten und auf die praktischen Bedürfnisse orientierten Darstellung der Dermatoröntgentherapie verdankt der vorliegende „Leitfaden für die Praxis" seine Entstehung. Er ist ganz auf die röntgentherapeutische Tätigkeit des Dermatologen zugeschnitten.

Spezialverfahren, die für den Radiologen oder den Kliniker von Bedeutung sein mögen, nicht aber für den Dermatologen in der Praxis, wie die Behandlung mit offenen Isotopen, Kobaltbombe usw., finden sich bewußt ebenso wenig ausführlicher besprochen wie etwa die Röntgentiefentherapie.

Zu Beginn wird der Leser mit den Grundlagen der Dermatoröntgentherapie vertraut gemacht. Hier kann er sich kurz über die wichtigsten Fakten der Röntgenstrahlenphysik, der Dosimetrie, der Strahlenökonomie und der Strahlenbiologie orientieren. Ausführlich wird über die wichtigen praktischen Gesichtspunkte berichtet, die der Dermatoröntgentherapeut beherrschen muß, wenn er erfolgreich und schonend bestrahlen will. Es folgt ein Kapitel über die Dermatoröntgentherapie von Hauttumoren und Dermatosen. Hier werden Einzelempfehlungen gegeben, die sich uns bewährt haben und anerkannt sind. Besonderer Wert wurde darauf gelegt, die therapeutische Chance einer Röntgenbestrahlungsmaßnahme abzuwägen und gegenüber anderen Verfahren abzugrenzen. Natürlich ist uns bekannt, daß die Weiterentwicklung der Hautchirurgie, die Einführung von Glucocorticoiden in innerlicher und äußerlicher Anwendung und die Kenntnis um die genetische Strahlenbelastung auch einen Wandel in der dermatoröntgentherapeutischen

Indikationsstellung bewirkt haben. Immerhin nimmt auch heute noch die Dermatoröntgentherapie in der gesamten dermatologischen Therapie einen bedeutenden Platz ein, was beispielsweise auch dadurch verdeutlicht wird, daß in unserer Klinik in der Röntgenabteilung pro Jahr etwa 10 000 Patienten behandelt und nachbeobachtet werden. Um so notwendiger scheint es uns aber, daß der Dermatoröntgentherapeut gut ausgebildet ist und sich jederzeit rasch über Indikationsabwägung und therapeutisches Vorgehen informieren kann. Dies gilt auch bezüglich der notwendigen Strahlenschutzmaßnahmen.

In diesem Sinne soll der kleine „Leitfaden" bei der täglichen Arbeit von praktischem Nutzen sein. Zur weitergehenden Information sind am Schluß des Buches Literaturhinweise zu finden, welche eine profundere Orientierung ermöglichen.

Ein derartiger „Leitfaden" ist nicht ohne Unterstützung Fach- und Sachkundiger möglich. So ist es uns ein ganz besonderes Anliegen, für die Hilfe bei der Abfassung des physikalischen Teiles Herrn Dr. ing. G. Drexler und Herrn Dipl.-Physiker W. Panzer, Institut für Strahlenschutz der Gesellschaft für Strahlenforschung mbH, 8042 Neuherberg bei München (Direktor Prof. Dr. F. Wachsmann) und für die Mitarbeit am strahlenbiologischen Teil Herrn Dr. med. K. R. Trott, Strahlenbiologisches Institut der Universität München (Direktor Prof. Dr. O. Hug) vielmals zu danken. Herrn Prof. Dr. F. Wachsmann gebührt unser besonderer Dank für die Überlassung der Abbildungen aus seinen Handbuchartikeln im „Handbuch der Haut- und Geschlechtskrankheiten", Ergänzungswerk 5/2, 1959, und dem „Handbuch der Medizinischen Radiologie", Bd. 16/1, 1970, beide im Springer-Verlag erschienen.

Gedankt sei ferner unserem stets bewährten Klinikphotographen, Herrn P. Bilek, für die photographischen Arbeiten und die technischen Zeichnungen. Frau A. Littwin als Sekretärin gilt für die Schreibarbeiten Dank, ebenso wie unseren Ehefrauen für ihre Hilfe beim Lesen der Korrekturen. Dem Springer-Verlag, last but not least, verdanken wir rasche Drucklegung und gute Ausgestaltung des vorliegenden Leitfadens.

Möge das Büchlein dem Dermatoröntgentherapeuten in Ausbildung und Praxis zu Nutzen sein!

München, im Mai 1973   O. Braun-Falco
                                                                                                 S. Lukacs

Im Gedenken an den
Dermatologen und Röntgenologen
Professor Dr. Dr. h. c. Hans Meyer
1877—1964

Inhaltsverzeichnis

I. Physikalische Grundlagen der Dermatoröntgentherapie 1
  1. Elektromagnetische Wellen 1
  2. Erzeugung von Röntgenstrahlen 2
  3. Röntgenröhre 4
  4. Strahlenqualität und Strahlenquantität 6
  5. Wechselwirkung von Röntgenstrahlen und Materie 9
  6. Dosimetrische Begriffe 12
    1 Ionendosis 12
    2 Energiedosis 13
    3 Äquivalentdosis 13
    4 Abstandsgesetz 14
  7. Spezielle Dosisbegriffe 15
  8. Spezielle Begriffe für die Qualität der Röntgenstrahlung (Halbwertschichtdicke) 16
  9. Dosimetrische Grundlagen 17
    1 Anforderungen an die Ionisationskammer 17
    2 Anforderungen an das Meßgerät 19
    3 Anforderungen an die Kontrollvorrichtung 19
 10. Dosimeter, die häufig in der Dermatoröntgentherapie eingesetzt werden 20
 11. Häufigkeit von Dosis- bzw. Dosisleistungsmessungen 22
 12. Durchführung von Dosismessungen 22
 13. Ermittlung von Dosen und Dosisverteilungen im Körper 24
    Gewebehalbwerttiefe 24
    Einflußgrößen auf die GHWT 24
 14. Moderne Gesichtspunkte bei der Auswahl der Bestrahlungsbedingungen in der Dermatoröntgentherapie 28
    a) Physikalisch-technische Faktoren und ihre Auswahl 28
      Einflußgrößen auf die Strahlenqualität 28
      Einflußgrößen auf die Strahlenquantität 29
      Einfluß auf die Feldgröße 29
      Tubus 31
      Bestrahlungszeit 33

b) Praktische Gesichtspunkte bei der Auswahl der Bestrahlungsbedingungen 33
Vorteile der Charakterisierung der Strahlenqualität durch die GHWT für die Praxis 33
Fehlerquellen bei der Dermatoröntgentherapie 36
15. Methoden der dermatologischen Röntgentherapie 36
   1 Die Grenzstrahlentherapie 36
   2 Die Nahbestrahlungstherapie 37
   3 Die Weichstrahltherapie 38
   4 Die Oberflächentherapie 39
   5 Die Halbtiefentherapie 40
   6 Die Tiefentherapie 41
16. Röntgentherapieeinrichtungen in der Dermatoröntgentherapie . . 41
17. Absorption von Röntgenstrahlen in Haut, Subcutis, Knorpel und Knochen 42
18. Wirkungen von Röntgenstrahlen auf die Haut und ihre Anhangsgebilde 43
   Das Röntgenerythem 43
   Histologisches Bild der Strahlenreaktionen der Haut 45
   Die Epilationsdosis 45
   Die Beeinflussung von Talgdrüsen und Schweißdrüsen 45
   Radiodermatitis 46
      Akute Radiodermatitis 46
      Chronische Radiodermatitis (Röntgenoderm) 47
      Behandlung der Radiodermatitis 48
      Kombinationsschaden 49
   Genese der Hautreaktionen nach Röntgenstrahleneinwirkung . . 50
   Abhängigkeit der Hautreaktionen von den technischen Bestrahlungsbedingungen 50
   1 Dosis 50
   2 Räumliche Dosisverteilung 50
   3 Strahlenqualität 51
   4 Zeitliche Dosisverteilung (Protrahierung, Fraktionierung) . . . 52
19. Schnelle Elektronen 53
20. Künstliche radioaktive Isotope 53

II. Allgemeine Strahlenbiologie 56
   1. Physikalische Primärwirkungen, chemische Wirkungen 56
   2. Biologische Strahlenwirkungen 57
      Direkte Strahlenwirkungen 57
      Indirekte Strahlenwirkungen 57

Wirkungen auf Chromosomen 57
Wirkungen auf Zellen 58
Embryonale Schädigungen 58
Kanzerogene Wirkungen 58
Genetische Wirkungen 58
3. Abhängigkeit der Strahlenwirkungen 59
  1 Abhängigkeit von der Dosis 59
  2 Sauerstoffeffekt 59
  3 Abhängigkeit von LET 59
  4 Abhängigkeit vom Zeitfaktor 59
  5 Abhängigkeit von biologisch-klinischen Faktoren 60

III. Röntgentherapie von Hautgeschwülsten (Allgemeine Gesichtspunkte) 61
  Indikationsstellung zur Röntgentherapie von Hauttumoren 61
  Praktisches Vorgehen bei Röntgentherapie von bösartigen Hautgeschwülsten 64
    Aufstellung des Bestrahlungsplanes 64
    Beurteilung des Bestrahlungserfolges 68

IV. Röntgentherapie gutartiger Geschwülste der Haut 69
  1. Tumoren der Blutgefäße 69
    Hämangiome, Haemangioma planum (Naevi flammei, Naevi vinosi) 69
    Thorium-X-Behandlung 70
    Haemangioma cavernosum 70
    Wichtige Gesichtspunkte bei der Bestrahlung kavernöser Hämangiome 72
    Vorgehen bei Bestrahlung von kavernösen Hämangiomen in besonderer Lokalisation 72
    Angiokeratoma Mibelli 73
    Granuloma pediculatum 73
    Glomustumor (Angiomyoneurom) 73
    Sarcoma idiopathicum multiplex haemorrhagicum Kaposi . . . 74
  2. Tumoren der Lymphgefäße 74
    Lymphangiome 74
  3. Tumoren des Bindegewebes 75
    Fibrom (Dermatofibrom, Fibrome en pastille, Nodulus cutaneus) . 75
    Keloide 76
    1 Alleinige Röntgenbestrahlung 76
    2 Röntgenbestrahlung nach operativer Entfernung in Kombination mit Glucocorticoidtherapie 77
    Dermatofibrosarcoma protuberans 78
  4. Tumoren der glatten Muskeln, Knorpel und Knochen 79

5. Tumoren des Fettgewebes 79
6. Tumoren des Nervengewebes 79
7. Naevi 79
   Naevuszellennaevi 79
   Organoide Naevi 79
   Morbus Pringle (Adenoma sebaceum) 80
   Blutgefäßnaevi 80
   Naevus flammeus 80
   Naevus teleangiectaticus 80
8. Benigne epitheliale Tumoren 80
   Verruca seborrhoica senilis (seborrhoische Warzen) 80
   Epithelioma adenoides cysticum (Brooke) 81
   Verkalktes Epitheliom (Epithelioma calcifié Malherbe), Pilomatrixom 81
   Cylindrome (Spieglersche Tumoren) 81
   Hidradenome (Syringome) 82
   Ekkrines Spiradenom 82
   Ekkrines Porom 82
9. Zysten 82
10. Pseudokanzerosen 82
    Papillomatosis cutis carcinoides (Gottron) 82
    Floride orale Papillomatose (Papillomatosis mucosae carcinoides) 82
    Keratoakanthom (Molluscum sebaceum), Self-healing epitheliomas (Fergusson-Smith) 83

V. Röntgentherapie von Präkanzerosen der Haut 84
   Keratosis actinica, Keratosis senilis, Keratoma senile 84
   Cornu cutaneum 85
   Morbus Bowen 85
   Erythroplasie (Queyrat) 86
   Leukoplakie 86
   Cheilitis abrasiva praecancerosa (Manganotti) 86
   Melanotische Präkanzerose (Melanosis circumscripta praecancerosa Dubreuilh) 87
   Morbus Paget 87
   Arsen-Keratosen, Röntgen- und Teerwarzen, Keratosen bei Xeroderma pigmentosum 88
   Kraurosis vulvae (Lichen sclerosus et atrophicus vulvae) 88

VI. Röntgentherapie bösartiger epithelialer Geschwülste der Haut 89
    1. Allgemeine Gesichtspunkte zur Röntgentherapie von Hauttumoren 89
    2. Bestrahlungsplanung 90

3. Spezieller Teil 93
   Basaliome 93
   Naevo-Basaliome (Gorlin-Goltz-Syndrom) 94
   Spinozelluläre Karzinemo 94
   Karzinome auf vorgeschädigter Haut 94
4. Spezielle Lokalisationen von malignen epithelialen Hauttumoren 96
   Capillitium 97
   Schläfe-Stirn-Region 97
   Wangen 97
   Nase 97
   Ohrmuschel 98
   Augenregion und Lider 99
   Lippen und Mundschleimhaut 100
   Wangenschleimhaut 101
   Rumpf 102
   Bestrahlung von diffuser Hautmetastasietung bei Mammakarzinom
   (Cancer en cuirasse, Lymphangiosis carcinomatosa) 103
   Extremitäten 103
   Anogenitalregion 104
   Penis 104
   Vulva 105
   Pseudorezidive 105
5. Malignes Melanom 106

VII. Maligne mesodermale Neoplasien (Sarkome) 108

VIII. Lymphoplasien und Retikulosen der Haut 110
1. Lymphoplasien der Haut 110
   Lymphadenosis cutis benigna 110
   Spiegler-Fendtsches Sarkoid 110
   Lymphocytäre Infiltration der Haut (Lymphocytic Infiltration of
   the Skin) (Jessner und Kanof) 110
2. Retikulosen der Haut 110
   Hand-Schüller-Christiansche Erkrankung 111
   Abt-Letterer-Siwe-Krankheit 111
   Plasmocytom 112
   Mastocytosen 112
3. Granulomatöse Retikulosen 112
   Mycosis fungoides 112
   Lymphogranulomatosis maligna der Haut (Morbus Hodgkin) .. 115
4. Leukosen (Leukämien der Haut) 116
5. Lymphosarkome 118

IX. Dermatoröntgentherapie von Dermatosen. Allgemeine Vorbemerkungen 119
  1. Indikationsstellung zur Strahlenbehandlung von Dermatosen . . 119
  2. Virusbedingte Hautkrankheiten 122
     Warzen 122
     Herpes simplex 123
     Erkrankungen durch das Varizellen-Zoster-Virus 124
     Lymphogranulomatosis inguinalis 125
  3. Erregerbedingte Hautkrankheiten. Allgemeine Gesichtspunkte . . 125
     Indikationsstellung 125
     Technische Bedingungen 125
     Bakterielle Hauterkrankungen 126
        Leishmaniasis der Haut 126
        Hauttuberkulosen 127
        Lepra 127
        Rhinosklerom 127
        Pyodermien 127
        Folliculitis eccematosa barbae (Sycosis non parasitaria) 127
        Folliculitis decalvans capillitii 127
        Die temporäre Röntgenepilation 128
        Folliculitis sycosiformis atrophicans (Folliculitis decalvans barbae) 128
        Folliculitis scleroticans nuchae (Akne-Keloid) 128
        Furunkel 128
        Karbunkel 129
        Pyodermien der Schweißdrüsen 129
        Hidradenitis suppurativa (Apokrine Schweißdrüsenabszesse) . . 129
        Erysipel 130
        Chronische Paronychie 130
        Anhang. Thrombophlebitis, Periphlebitis 130
  4. Zoonosen 131
  5. Mykosen 131
     Dermatomykosen 131
     Tiefe Mykosen 131
  6. Dermatitis-Ekzem-Gruppe 132
     Allgemeines 132
     Technisches Vorgehen bei Ekzembestrahlung 133
     Allergische Kontaktdermatitis und allergisches Kontaktekzem . . 133
     Chronisch-lichenifiziertes Ekzem 133
     Hyperkeratotisch-rhagadiformes Ekzem 134

Toxisch-degeneratives Ekzem 134
Nagelekzem 134
Seborrhoisches Ekzem 135
Intertrigo, intertriginöses Ekzem 135
Nummuläres (mikrobielles) Ekzem 135
Neurodermitis diffusa 136

7. Erythematöse, erythemato-squamöse und papulöse Dermatosen 136
   Psoriasis vulgaris 136
   Regionale Besonderheiten 136
   Generalisierte Psoriasis vulgaris, psoriatische Erythrodermie ... 139
   Lichen ruber planus 140
   Lichen ruber verrucosus 141
   Pityriasis rubra pilaris 142
   Lichen simplex chronicus (Vidal), Neurodermitis circumscripta . 142

8. Blasenbildende Hautkrankheiten 143

9. Keratosen 143
   Diffuse Keratosen 143
   Regionale Keratosen 144
   Follikuläre Keratosen 144
   Umschriebene Keratosen ohne Beziehung zum Follikel 144
   Dyskeratosen 144

10. Erkrankungen des Bindegewebes 145
    Acrodermatitis chronica atrophicans 145
    Sklerodermien 145
    Dupuytrensche Fingerkontraktur 146
    Induratio penis plastica (I.p.p.) 147
    Chondrodermatitis nodularis chronica helicis 148

11. Erkrankungen peripherer Gefäße und peripherer Durchblutungsstörungen 149
    Morbus Raynaud 149
    Wegenersche Granulomatose 149
    Thrombophlebitis 149

12. Störungen der Melaninpigmentierung 150

13. Erkrankungen der Talgdrüsen 150
    Seborrhoea oleosa 150
    Acne vulgaris 150
    Rosacea, Rhinophym 151

14. Erkrankungen der apokrinen Schweißdrüsen 151
    Fox-Fordycesche Krankheit 151

15. Erkrankungen der ekkrinen Schweißdrüsen 151
    Lokalisierte Hyperhidrosis 151
    Granulosis rubra nasi..................... 152
16. Erkrankungen des Haares und Haarwachstums 152
    Epilation 152
    Hypertrichosis........................ 152
    Alopezien........................... 153
17. Nagelerkrankungen 153
    Onychomykosen....................... 153
    Ungui incarnati 153
18. Granulomatöse Erkrankungen der Haut 153
    Sarkoidosis (Morbus Besnier-Boeck-Schaumann) 153
    Granuloma annulare 154
    Granuloma eosinophilicum der Haut 154
    Granuloma eosinophilicum faciei............... 154

X. Indirekte Bestrahlungsmethoden 155
    1. Totalbestrahlung des Körpers 155
    2. Grenzstrangbestrahlung 155
    3. Röntgenfernbestrahlung der Haut 156
        Physikalische Grundlagen der Röntgenfernbestrahlung 156
        Verteilung der Dosisleistung 156
        Dosisabfall 157
        Strahlenschutz bei Fernbestrahlung............. 157
        Strahlenschutz für ärztlich-technisches Personal 158
        Technisches Vorgehen 159
        Dosierung 159
    4. Indikationen zur Röntgenfernbestrahlung 159
        Pruritus 159
        Lichen ruber-Erythrodermie................. 160
        Psoriasis vulgaris 160
        Sekundäre Erythrodermien anderer Genese 160
        Generalisiertes Ekzem 161
        Mycosis fungoides..................... 161
        Alterserythrodermie mit Kachexie und Lymphknotenschwellungen 161
        Retikulosarkomatose 162

XI. Strahlenschutz 163
    1. Grundsätzliches zum Strahlenschutz 163
    2. Praktischer Strahlenschutz in der Dermatoröntgentherapie 164

Literatur 166

Sachverzeichnis 169

I. Physikalische Grundlagen der Dermatoröntgentherapie

1. Elektromagnetische Wellen

Röntgenstrahlen gehören wie Gammastrahlen, UV-Licht, sichtbares Licht, Infrarotlicht und Radiowellen zu den elektromagnetischen Wellenstrahlungen. Elektromagnetische Wellen sind eine Erscheinungsform von Energie und lassen sich als periodische Veränderungen des elektrischen und magnetischen Feldes an einem Punkt beschreiben (andere Energieformen sind z.B. Bewegungsenergie eines Körpers, Wärmeenergie, Kernenergie, Gravitationsenergie). Die Ausbreitung der elektromagnetischen Wellen von ihrem Entstehungsort erfolgt geradlinig und ist nicht an das Vorhandensein von Materie gebunden. Die kennzeichnenden Größen einer elektromagnetischen Welle sind:

a) Die *Ausbreitungsgeschwindigkeit* c. Sie hängt von der Frequenz der Strahlung und der Art des zu durchlaufenden Mediums ab. Im Vakuum oder in Luft beträgt sie für alle elektromagnetischen Wellen 299793 km/sec.

b) Die *Wellenlänge* λ. Sie ist der örtliche Abstand zweier benachbarter Punkte gleicher elektrischer und magnetischer Feldstärke im Verlauf einer elektromagnetischen Welle.

c) Die *Frequenz* ν. Sie ist gegeben durch die Anzahl von Perioden, die pro Sekunde an einem festgehaltenen Punkt zu beobachten sind.

Die Größen c, λ und ν sind durch die Beziehung

$$c = \lambda \cdot \nu$$

miteinander verknüpft.

Um nun die Vorgänge der Emission und Absorption von Strahlung zu beschreiben und Begriffe wie Energie und Intensität einer Strahlung zu behandeln, ist es speziell im Fall von Röntgen- und Gammastrahlung zweckmäßig, sich die Strahlung als einen diskontinuierlichen Fluß von endlichen Wellenzügen vorzustellen, den sog. Quanten oder Photonen. Die Energie eines solchen Quants ist durch die Beziehung

$$E = h \cdot \nu$$

gegeben, wobei h eine universelle Naturkonstante ist, das sog. Plancksche Wirkungsquantum und ν die den Wellenzug charakterisierende Frequenz.

Die Angabe der bei atomaren Prozessen — und somit auch bei Röntgenstrahlen — auftretenden Energien erfolgt üblicherweise in der Einheit „Elektronenvolt" (eV). Ein Elektronenvolt ist als die Zunahme der Bewegungsenergie eines freien Elektrons definiert, das eine Spannungsdifferenz von 1 Volt durchläuft. In makroskopischen Einheiten ausgedrückt:

$$1 \text{ eV} = 4{,}45 \cdot 10^{-26} \text{ kWh}$$

oder

$$1 \text{ eV} = 1{,}6 \cdot 10^{-11} \text{ erg.}$$

Tabelle 1. Wellenlänge und Energie der Photonen von elektromagnetischen Wellenstrahlungen

Art der Strahlung	Wellenlänge	Photonenenergie
Radiowellen	3×10^5 bis 1 cm	4×10^{-10} bis $1{,}2 \times 10^{-4}$ eV
Infrarot	50 bis 0,75 µ	0,025 bis 1,6 eV
Sichtbares Licht	760 bis 400 mµ	1,6 bis 3,0 eV
Ultraviolett	400 bis 100 mµ	3,0 bis 12 eV
Röntgenstrahlung	1 bis 0,01 Å (und weniger)	10 bis 1 000 keV (und mehr)

2. Erzeugung von Röntgenstrahlen

Röntgenstrahlen entstehen, wenn schnelle Elektronen auf Materie treffen. Dabei sind zwei Fälle zu unterscheiden:

a) ein ankommendes Elektron mit der Bewegungsenergie E_{kin} wird im elektrischen Feld eines Atomkerns aus seiner ursprünglichen Richtung abgelenkt und dadurch zur Abstrahlung eines Röntgenquants der Energie $h\nu$ veranlaßt. Der Energiebeitrag $h\nu$ geht der Bewegungsenergie E_{kin} verloren, das Elektron wird auf die Energie $E_{kin} - h\nu$ abgebremst. Die auf diese Weise erzeugte Röntgenstrahlung heißt *Bremsstrahlung* (Abb. 1).

Die Wahrscheinlichkeit, daß dieser Prozeß stattfindet, und damit der Wirkungsgrad der Bremsstrahlenerzeugung, wächst mit steigender Ordnungszahl (= Kernladungszahl) Z.

Die Energie $h\nu$ des Bremsstrahlenquants wird dabei um so höher sein, je stärker ein Elektron abgelenkt wird. Im Grenzfall geht die gesamte Bewegungsenergie des Elektrons in Bremsstrahlung über:

$$h\nu = E_{kin}.$$

Das Spektrum der entstandenen Bremsstrahlung umfaßt somit kontinuierlich den gesamten Energiebereich von $h\nu = 0$ bis $h\nu = E_{kin}$.

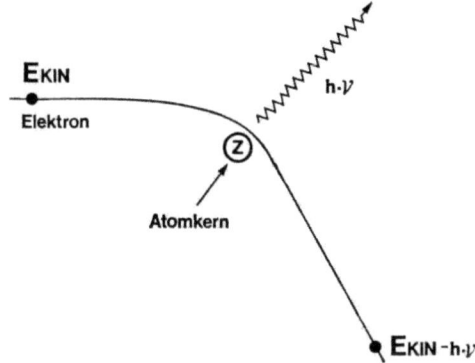

Abb. 1. Bremsstrahlungserzeugung

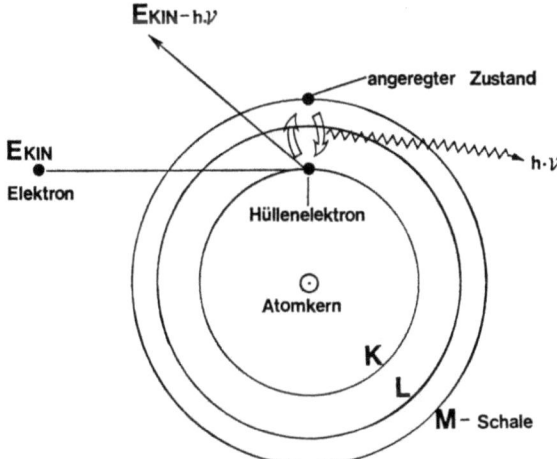

Abb. 2. Entstehung charakteristischer Strahlung

Die Energie der einfallenden Elektronen stellt daher auch die *Grenzenergie* des emittierten Bremsspektrums dar.

Die anfängliche Bewegungsenergie der Elektronen ihrerseits ist durch die Beschleunigungsspannung an der Röntgenröhre bestimmt. Liegt an der Röhre z. B. eine Spannung von 40 kV ($= 40000$ V), so werden die Elektronen gemäß der obigen Definition des Elektronenvolts auf eine Energie von 40 keV ($= 40000$ eV) beschleunigt.

b) Durch einen Zusammenstoß mit einem schnellen Elektron wird ein Hüllenelektron eines Atoms aus seiner ursprünglich inneren Schale auf eine außenliegende (nicht völlig besetzte) Elektronenschale gehoben (Anregung) oder von seinem Atom gelöst (Ionisation, Abb. 2).

Beide Zustände sind instabil und gehen dadurch wieder in den stabilen Grundzustand über, daß ein Hüllenelektron aus einer äußeren Schale in die entstandene Lücke zurückspringt. Dieses Zurückspringen ist mit der Emission eines oder mehrerer Quanten verbunden. Die Energie h · ν solcher Quanten ist charakteristisch für das Atom und damit für das Element, in dem dieser Prozeß stattfindet. Die dabei entstehende Strahlung wird deshalb als *charakteristische Röntgenstrahlung* bezeichnet. Wird ein Elektron aus der K-Schale entfernt, so wird die charakteristische K-Strahlung eines Elements emittiert, im Falle der Entfernung eines L-Elektrons die charakteristische L-Strahlung usw.

Dieser Prozeß der Röntgenstrahlenerzeugung, der parallel zur Bremsstrahlenerzeugung abläuft, ist an zwei Voraussetzungen gebunden:

Er muß an Elementen hoher Kernladungszahl stattfinden (z.B. Wolfram), denn nur dann sind die Energien der beim Elektronensprung auf innere Schalen entstandenen Quanten so hoch, daß sie in den Bereich der Röntgenstrahlung fallen. Bei Elementen niedriger Kernladungszahl würde dabei etwa UV-Strahlung entstehen.

Die Energie der einfallenden schnellen Elektronen muß zumindest höher sein als die Energie, mit der die Hüllenelektronen in den inneren Schalen (K, L) gebunden sind. Um etwa die K-Strahlung des Wolframs anzuregen, müssen die schnellen Elektronen in der Röhre über 65 keV aufweisen, d. h. es müssen mindestens 65 kV an der Röhre liegen. Um die L-Strahlung anzuregen, genügen bereits etwa 12 kV.

Die Wahrscheinlichkeit dafür, daß einer der beiden Prozesse der Röntgenstrahlenerzeugung abläuft, ist jedoch sehr klein. Die weitaus überwiegende Anzahl von schnellen Elektronen verliert ihre Bewegungsenergie in Form von Zusammenstößen mit äußeren Hüllenelektronen, was letztlich nur zur Erwärmung des getroffenen Materials führt. Nur etwa 1% der zur Beschleunigung der schnellen Elektronen aufgewandten Energie wird in Röntgenstrahlung übergeführt, der Rest von etwa 99% in Wärme.

3. Röntgenröhre

Abb. 3 zeigt den schematischen Aufbau einer Röntgenröhre. Durch den Heizstrom (einige Ampère) wird eine Wolframwendel erhitzt, wobei durch Glühemission Elektronen aus der Drahtoberfläche austreten (Glühkathode). Die Elektronen werden durch eine Focussierungseinrichtung gebündelt und durch die zwischen Kathode und Anode liegende Hochspannung beschleunigt. Die Gesamtheit der auf die Anode zufliegenden Elektronen stellt den Röhrenstrom dar (einige

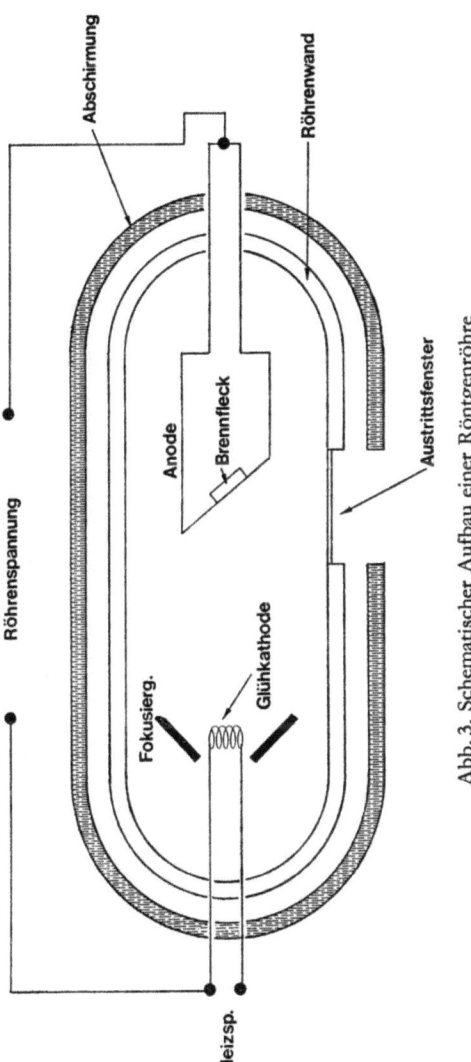

Abb. 3. Schematischer Aufbau einer Röntgenröhre

Milliampère). Die in der Dermatoröntgentherapie verwendeten Röhrenspannungen liegen im allgemeinen unter 50 kV, für spezielle Anwendungen erreichen sie 100 kV. Die schnellen Elektronen treffen im Brennfleck, der bei Therapieröhren einen Durchmesser von etwa 6 mm hat, auf die Anode. Dort finden die in Abschnitt 2 beschriebenen Vorgänge statt. Wegen der starken Wärmeentwicklung, die diese Prozesse begleitet, muß der Brennfleck aus äußerst hitzebeständigem Material bestehen, meist aus Wolfram. Material mit hohem Wärmeleitungsvermögen (im allgemeinen Kupfer) bildet den übrigen Anodenkörper, um die Wärme vom Brennfleck weg- und einem (in Abb. 3 nicht dargestellten) Kühlsystem zuzuführen. Anode und Kathode befinden sich in einem hochevakuierten Glaskolben. Das Hochvakuum verhindert Energieverluste der schnellen Elektronen an Gasatome und Oxydation der heißen Glühkathode durch Restgase. Da in der Dermatoröntgentherapie sehr wenig durchdringende Strahlung verwendet wird, muß in der Röhrenwand ein Austrittsfenster angebracht sein, das die Strahlung nur geringfügig schwächt. Solche Fenster bestehen zumeist aus dünnen Berylliumscheiben. Strahlung, die die Röhrenwand an anderer Stelle trifft, wird entweder bereits vom Glas oder dem Röhrenschutzgehäuse absorbiert.

4. Strahlenqualität und Strahlenquantität

Die Qualität einer Röntgenstrahlung ist durch ihre spektrale Verteilung an einem Punkt vor der Röhre gegeben. Das Spektrum setzt sich zusammen aus dem Bremsspektrum und dem charakteristischen Spektrum und wird durch folgende Größen beeinflußt:

1 Röhrenspannung Die Röhrenspannung bestimmt, wie in Abschnitt 2 ausgeführt, die Grenzenergie und damit den Energiebereich, über den sich das Bremsspektrum erstreckt. Weiterhin hängt es von der Röhrenspannung ab, ob und in welchem Ausmaß charakteristische Strahlung in der Röhre angeregt wird. Die Eindringtiefe der schnellen Elektronen und damit der Tiefenbereich im Brennfleck in dem die Strahlung erzeugt wird, ist ebenfalls eine Funktion der Röhrenspannung. Der daraus resultierende Einfluß wird im folgenden Abschnitt diskutiert.

2 Filterung Die im Brennfleck entstandene Röntgenstrahlung muß, um an einen Punkt außerhalb der Röhre zu gelangen, verschiedene Schichten durchlaufen, die nicht nur eine Schwächung der ursprünglichen Strahlung, sondern, da diese Schwächung energieabhängig geschieht, auch eine Veränderung der ursprünglichen spektralen Verteilung bewirken. Als solche Schichten kommen in Betracht:

— Die Schicht zwischen dem Entstehungsort der Strahlung und der Oberfläche des Brennflecks. Diese Selbstabsorption der Anode bewirkt z. T. auch den sog. Heel-Effekt, der zur Folge hat, daß ein Bestrahlungsfeld nicht homogen (bezüglich Qualität und Quantität) bestrahlt wird (Abb. 4).

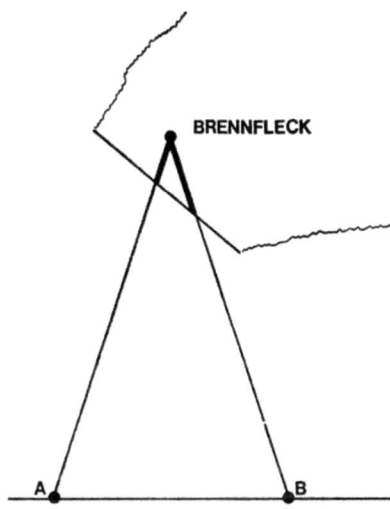

Abb. 4. Heel-Effekt. Röntgenstrahlung, die am gleichen Ort im Brennfleck entsteht, hat eine wesentlich längere Wegstrecke innerhalb des Brennflecks zurückzulegen, um zu Punkt B des Bestrahlungsfeldes zu gelangen als zu Punkt A

— Das Strahlenaustrittsfenster. Die durch diese beiden Schichten bewirkte Schwächung und spektrale Veränderung der Strahlung wird als *Eigenfilterung* der Röhre bezeichnet.

— Zusatzfilter, um die Strahlenqualität für die jeweilige Anwendung zu modifizieren.

— Die Luftschicht zwischen Austrittsfenster und dem betrachteten Punkt, deren Einfluß speziell bei sehr wenig durchdringungsfähigen Röntgenstrahlen zu berücksichtigen ist.

Abb. 5 zeigt Spektren einer Berylliumfensterröhre bei verschiedenen Spannungen und Filterungen. Bei 100 kV-Röhrenspannung wird die charakteristische K-Strahlung des Wolfram angeregt (bei 58 und 68 keV) und ist dem kontinuierlichen Bremsspektrum überlagert, ebenso die L-Strahlung (bei 10 keV), doch vermag diese, wie auch der niederenergetische Anteil des Bremsspektrums, das Filter von 1,7 mm Al nicht mehr zu durchdringen.

Bei 55 kV Röhrenspannung wird die K-Strahlung nicht mehr angeregt, die L-Strahlung ebenfalls in 0,8 mm Al nahezu völlig absorbiert.

Das schmale Spektrum bei 20 kV Röhrenspannung setzt sich aus der charakteristischen L-Strahlung und dem Bremsspektrum zusammen. Diese beiden Anteile sind dabei nicht exakt voneinander zu trennen.

Die Angabe des Spektrums einer Strahlung stellt die physikalisch exakte Beschreibung der Strahlenqualität dar. Da jedoch die Ermittlung der spektralen

Physikalische Grundlagen der Dermatoröntgentherapie

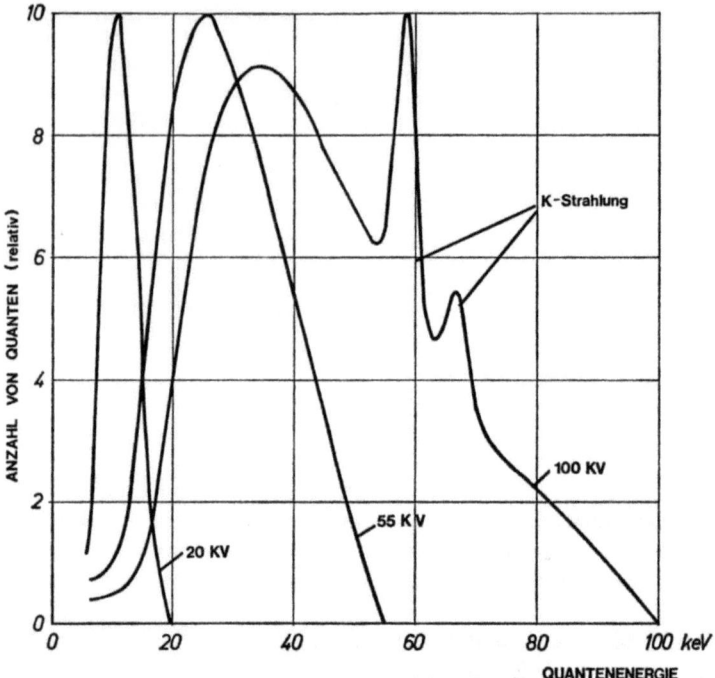

Abb. 5. Spektren einer Berylliumfensterröhre bei verschiedenen Spannungen und Filterungen. (Für die Überlassung dieser Abbildung sei Herrn Dipl. Physiker W. Panzer, Institut für Strahlenschutz, 8042 Neuherberg, gedankt)

Verteilung einen erheblichen experimentellen Aufwand erfordert, ist es in der Praxis üblich, die Strahlenqualität auf andere, allerdings weniger exakte und eindeutige, für die Praxis jedoch ausreichende Weise zu kennzeichnen. Dies kann auf verschiedenem Wege geschehen:

1. durch Angabe von Röhrenspannung und Zusatzfilterung;
2. durch Angabe der Strahlenhärte, die sich an der Durchdringungsfähigkeit der Strahlung orientiert

    sehr weiche Strahlung   Röhrenspannung bis 20 kV
    weiche Strahlung   Röhrenspannung 20—60 kV
    mittelharte Strahlung   Röhrenspannung 60—150 kV

Andere Qualitäten kommen in der Dermatoröntgentherapie nicht vor. Die bisweilen gebrauchte Bezeichnung „*Grenzstrahlen*" meint Strahlung bei 10 kV Röhrenspannung, fällt also unter „sehr weiche Strahlung".

3. durch Angabe der Halbwertschichtdicke (s. S. 16).

Die *Strahlenquantität* richtet sich bei *gleichbleibender Röhrenspannung* nach dem Röhrenstrom. Jedoch bewirkt auch eine Erhöhung der Röhrenspannung bei gleichbleibendem Röhrenstrom nicht nur eine Veränderung der spektralen Verteilung der emittierten Quanten, sondern erhöht auch gleichzeitig deren Anzahl.

5. Wechselwirkung von Röntgenstrahlen und Materie

Trifft Röntgenstrahlung auf ein Objekt, so wird dieses dadurch verändert. Art und Dauer dieser Veränderung hängen ab von der betreffenden Substanz, der Menge der Strahlung, der Energie der Strahlung, der Vorbehandlung des Objekts, der Fraktionierung usw. Es gibt somit eine nahezu unbegrenzte Anzahl möglicher Veränderungen, die von relativ einfachen und durchschaubaren Veränderungen, wie sie zum Nachweis und der Messung der Strahlung benützt werden, bis zu komplexen Veränderungen an biologischen Objekten reichen. Beschränkt man sich auf die Betrachtung der physikalischen Prozesse, die diese Veränderungen nach sich ziehen, so ergeben sich in dem hier interessierenden Energiebereich folgende Möglichkeiten:

1 Transmission Ein Quant passiert ein Objekt ungehindert, daraus resultiert keinerlei Wirkung.

2 Absorption Die völlige Absorption eines Quants geschieht durch den sog. *Photoeffekt*. Dabei wird die *gesamte* Energie h·ν eines Quants einem Hüllenelektron mitgeteilt, das dann mit der Bewegungsenergie $E_{kin} = h \cdot \nu - E_B$ weiterfliegt. E_B ist die Bindungsenergie des getroffenen Hüllenelektrons. Dieses Elektron verliert auf seinem weiteren Weg in mehreren tausend Zusammenstößen mit Hüllenelektronen anderer Atome seine anfängliche Bewegungsenergie und hinterläßt auf seiner Spur *angeregte* oder *ionisierte Atome*. Anregung und Ionisation durch sekundäre Elektronen sind die von der Röntgenstrahlung bewirkte primäre Veränderung an Materie. Die Reichweite dieser sekundären Elektronen im Gewebe beträgt einige µ (Abb. 6).

3 Streuung Ein einfallendes Quant tritt mit den Atomen des getroffenen Objekts derart in Wechselwirkung, daß es nicht absorbiert, sondern nur aus seiner ursprünglichen Richtung abgelenkt wird. Da es dabei keine Energie verliert, bewirkt dieser Prozeß keine Veränderung der durchlaufenen Substanz. Er trägt aber zur Schwächung einer Röntgenstrahlung bei, weil Quanten dadurch das Strahlenbündel verlassen und nicht auf einen erwünschten Ort treffen.

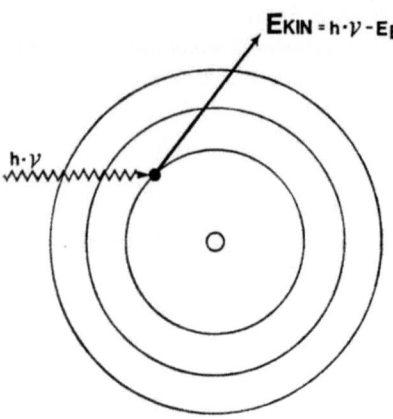

Abb. 6. Photoeffekt

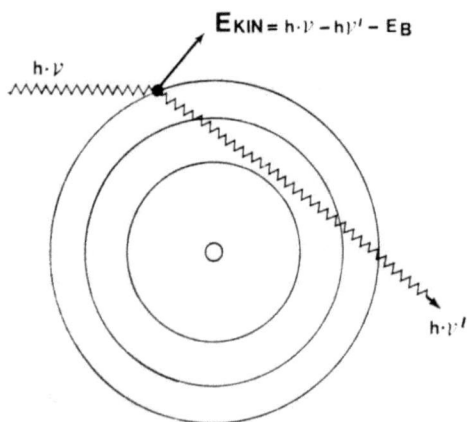

Abb. 7. Comptoneffekt

4 Comptonstreuung Bei diesem, nach seinem Entdecker benannten Prozeß wird ein Teil der Energie des einfallenden Quants auf ein Hüllenelektron übertragen. Der andere Anteil wird in Form eines niederenergetischen Quants gestreut. Für das im Comptonprozeß gestreute Elektron gilt das gleiche wie für das Photoelektron (5.2).

Wechselwirkung von Röntgenstrahlen und Materie

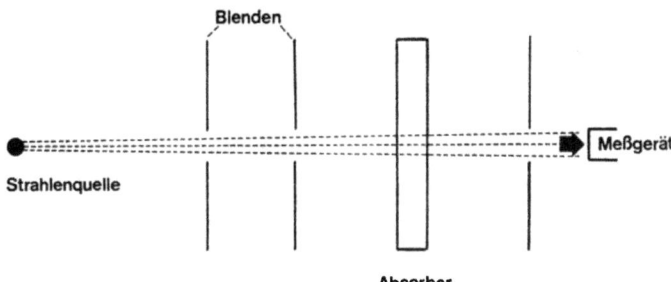

Abb. 8. Meßanordnung zur Ableitung des Schwächungsgesetzes

Die relative Häufigkeit, mit der sich die beschriebenen Prozesse ereignen, hängt von der Energie der Strahlung und der Art der bestrahlten Materie ab. Für Weichteilgewebe und den hier betrachteten Energiebereich läßt sich allgemein sagen: bis etwa 30 keV überwiegt der Photoprozeß, darüber der Comptonprozeß (Abb. 7). Bei Materialien höherer Ordnungszahl überwiegt insgesamt der Photoprozeß.

Die quantitative Beschreibung der Schwächung einer Quantenstrahlung durch eine Materialschicht liefert das sog. *Schwächungsgesetz*.

Dazu betrachtet man ein ausgeblendetes Bündel von Strahlen einer bestimmten Energie (Abb. 8). N_0 sei die Anzahl von Quanten, die das Meßgerät ohne Absorber pro Zeiteinheit registriert, N die Anzahl, wenn sich ein Absorber der Dicke x im Strahlengang befindet. Es ergibt sich dann folgende Beziehung:

$$N = N_0 \cdot e^{-\mu x} \quad (e = 2{,}718)$$

μ ist der Schwächungskoeffizient, er hängt von der Energie der Strahlung und der Art des absorbierenden Materials ab, insbesondere von dessen Ordnungszahl und Dichte.

Wählt man den Absorber so dick, daß N_0 gerade auf die Hälfte geschwächt wird, so ist dadurch eine *Halbwertschichtdicke* (HWD) definiert. Durch Hinzufügen einer weiteren Halbwertschicht würde (im Falle monoenergetischer Strahlung) N_0 auf $N_0/4$ geschwächt, bei einem Absorber von drei Halbwertschichten auf $N_0/8$ usw.

Die Angabe der Halbwertschicht eines bestimmten Materials (z. B. Aluminium) beinhaltet zugleich eine Information über die Strahlenqualität: eine härtere, durchdringendere Strahlenqualität erfordert eine größere Halbwertschicht als eine weichere Strahlung. Verschiedene Strahlenqualitäten werden demgemäß auch (s. 4.3) durch die entsprechende Halbwertschicht gekennzeichnet. (Das Meßgerät muß für diesen Zweck ein Standarddosimeter sein.) Liegen *weite* Strahlenbündel vor, deren Schwächung durch eine ausgedehnte Absorberschicht zu berechnen ist, so gilt das Schwächungsgesetz in seiner obigen Form nur mehr als Näherung; desgleichen können in solchen Anordnungen gemessene Halbwertschichten irreführend sein. Es wird dabei nämlich Strahlung, welche *ohne* Absorber am Meßgerät vorbeilaufen würde, durch Streuprozesse im Absorber auf das Meßgerät gestreut.

6. Dosimetrische Begriffe

Das Ziel der Dosimetrie besteht darin, die von der Strahlung in einem Material, z.B. biologischem Gewebe, deponierte Energie zu bestimmen. Diese Größe ist direkt nicht meßbar; sie ließe sich zwar bei Kenntnis der Anzahl und der Energie der Quanten, welche pro Zeit und Fläche auf ein Objekt treffen, errechnen, da die Wahrscheinlichkeiten für Photo- und Comptonprozeß (welche zur Energiedeponierung führen) relativ genau bekannt sind. Doch wäre dieses Verfahren sehr aufwendig und umständlich. Man wählt deshalb andere Wege.

1 Ionendosis

Der Begriff *Ionendosis I* orientiert sich an der Eigenschaft der Strahlung, Luft zu ionisieren. Dies ist zwar nicht die letztlich interessierende Größe, doch läßt sich diese daraus ermitteln. Die Einheit der Ionendosis ist das Röntgen (R). Ein R liegt dann vor, wenn eine Strahlung in 1 cm³ Luft (bei Normalbedingungen) $2{,}08 \cdot 10^9$ Elektronen und Ionen erzeugt.

Elektronen und Ionen sind Ladungsträger, welche als Ladung oder Strom meßtechnisch sehr gut zu erfassen sind. Von besonderer Bedeutung für die Beschreibung eines Strahlenfeldes ist dabei die unter Standardbedingungen zu messende *Standard-Gleichgewichts-Ionendosis* I_{st}. Diese Dosis ist frei in Luft und unter Bedingung des sog. Sekundär-Elektronen-Gleichgewichts zu messen. Die Reichweite der sekundären Elektronen beträgt bei Röntgenstrahlen des hier betrachteten Energiebereichs in Luft einige Millimeter bis Zentimeter. Es gelangen daher sekundäre Elektronen, welche außerhalb des Meßvolumens erzeugt wurden, in das Meßvolumen und umgekehrt. Wenn die gesamte Bewegungsenergie von sekundären Elektronen, welche auf diese Weise in das Meßvolumen transportiert wird, gleich der Bewegungsenergie von sekundären Elektronen ist, welche das Meßvolumen verlassen, so ist die obige Gleichgewichtsbedingung erfüllt. Die *Ionendosisleistung*, welche von einer Röntgenröhre an einem betrachteten Punkt hervorgerufen wird, ist durch den Quotienten $\frac{\text{Ionendosis}}{\text{Zeit}}$ (R/h oder R/min) definiert. Die Einheit ist R/h oder R/min.

2 Energiedosis

Die *Energiedosis* D ist definiert als die Energie, welche durch eine Strahlung auf 1 g einer Substanz übertragen wird. Die Einheit ist das Rad (rd). 1 rd liegt vor, wenn pro Gramm einer Substanz 100 erg übertragen werden.

Die *Energiedosisleistung* ist wiederum gegeben durch den Quotienten $\frac{\text{Energiedosis}}{\text{Zeit}}$ in der Einheit rd/h oder rd/min.

Bei Kenntnis der Standardionendosis I_{st} an einem Ort läßt sich auf die Energiedosis D in Materie schließen:

$$D \text{ (rd)} = f \cdot I_{st} \text{ (R)}.$$

Der Faktor f, welcher von der Energie der Strahlung und der Art der Materie abhängt, kann aus der Abb. 9 entnommen werden. Für weite Energiebereiche ist f ungefähr gleich 1. Im interessierenden Energiebereich treten jedoch für Knochen und Fett erhebliche Abweichungen auf.

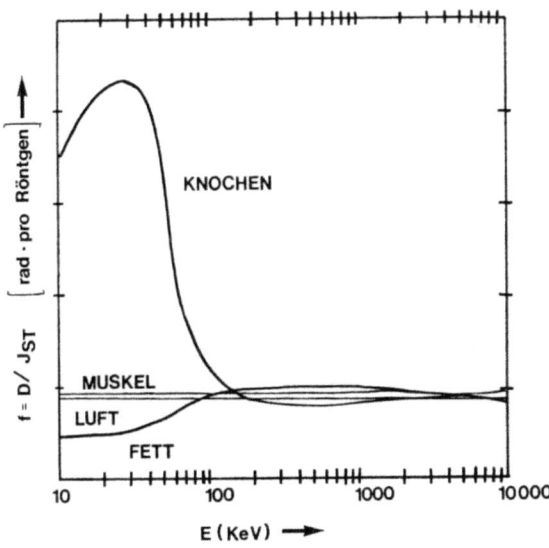

Abb. 9. Verhältnis von Energiedosis D zur Strahlenionendosis I_{st} für verschiedene Gewebe in Abhängigkeit von der Energie

3 Äquivalentdosis

Die biologische Wirkung einer Strahlung hängt nicht nur von der applizierten Energiedosis ab, sondern auch von der Art der Strahlung. Gleiche Energiedosen, in einem Fall hervorgerufen durch Röntgenstrahlung, im anderen Fall etwa durch Neutronen, bewirken unterschiedliche biologische Wirkungen. Dies rührt von physikalischen Unterschieden bei den Prozessen her, welche zur Energiedeponierung führen. Elektronen, wie sie als sekundäre Teilchen bei Röntgen- oder Gammastrahlung auftreten, sind sog. *locker ionisierende* Teilchen, im Gegensatz zu Protonen, Alphateilchen usw., welche als *dichtionisierende* Teilchen bezeichnet werden. Dadurch ergeben sich unterschiedliche Voraussetzungen für die in biologischem Gewebe zu erwartenden Schädigungen bzw. für deren Erholung oder Reparation. Für *Strahlenschutzzwecke* trägt man dem unterschiedlichen Risiko bei Bestrahlung mit verschiedenen Strahlenarten durch die Einführung eines Qualitätsfaktors q Rechnung. Der Qualitätsfaktor besagt, um wievielmal risikoreicher eine durch eine bestimmte Strahlenart bewirkte Bestrahlung ist als eine durch eine Bezugsstrahlenart bewirkte. Als Bezugsstrahlenart gelten Gammastrahlung, Röntgenstrahlung oder Elektronenstrahlen (also die locker ionisierenden Strahlenarten). Es ergeben sich dann folgende Werte für q:

Strahlenart	q
Röntgen, Gamma, Beta (Elektronen)	1
Alpha, Protonen	10
Neutronen	3—10
Deuteronen, schwere Rückstoßkerne	20

Die Äquivalentdosis D_q dient *nur* für Strahlenschutzzwecke, z.B. für die pro Jahr zulässigen Maximaldosen. Ihr Zahlenwert ergibt sich aus der Energiedosis durch Multiplikation mit q.

$$D_q \text{ (rem)} = D \text{ (rd)} \cdot q.$$

Bei der Angabe der Äquivalentdosis tritt an die Stelle der Einheit Rad das *rem*.

4 Abstandsgesetz

Unter gewissen Voraussetzungen kann man aus der Dosisleistung, die an einem Ort des Strahlenfeldes gemessen wurde, auf die Dosisleistung an einem anderen Ort des Feldes schließen. Dazu bedarf es einer punktförmigen, nach allen Richtungen gleichmäßig emittierenden Strahlenquelle (bei Röntgenröhren angenähert erfüllt) und eines ungestörten Strahlenfeldes (keine absorbierenden oder streuenden Objekte im Strahlengang). Herrscht nun im Abstand a vom Brennfleck die Dosisleistung I_1, so ergibt sich die Dosisleistung I_2 im Abstand b nach der Beziehung:

$$I_2 = I_1 \cdot \frac{a^2}{b^2},$$

d. h. z. B. mit einer Verdoppelung des Abstandes ($b = 2a$) ist eine Verminderung von I_2 auf $^1/_4 I_1$ verbunden; bei dreifachem Abstand ($b = 3a$) fällt I_2 auf $^1/_9 I_1$ usw. Eine anschauliche Erklärung für diese Schwächung aus rein geometrischen Gründen, ohne absorbierende Medien, liefert Abb. 10.

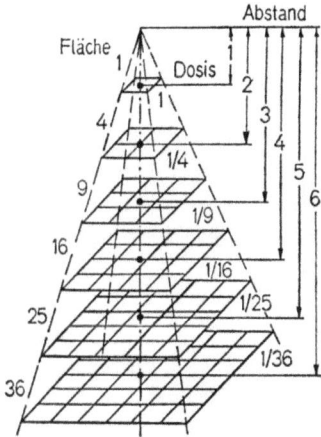

Abb. 10. Erklärung für die Abnahme der Dosisleistung einer Röntgenstrahlung mit dem Quadrat des Abstandes von einer punktförmigen Strahlenquelle. (Nach Wachsmann und Vieten, 1970, entnommen aus Handbuch der medizinischen Radiologie, Bd. XVI/1, S. 2)

7. Spezielle Dosisbegriffe

Neben den im vorherigen Abschnitt definierten Dosisgrößen, die als Grundgrößen betrachtet werden können, gibt es eine Reihe von speziellen Dosisbegriffen, die sich aus der Anwendung heraus als günstig erwiesen haben. Diese praktischen Begriffe sind z. T. mit ganz speziellen Meßvorschriften verknüpft, so daß deren Beschreibung als nützlich erachtet wird.

Als *Einheit* der speziellen Dosisbegriffe soll vorzugsweise das „Rad" (Kurzzeichen rd) oder das Röntgen (Kurzzeichen R) verwendet werden.

Die *Einfalldosis* ist die im Zentralstrahl im anzugebenden Focus-Hautabstand frei in Luft gemessene Standard-Ionendosis, die von der Röntgenstrahlung unter den gewählten Bestrahlungsbedingungen (Röhrenspannung, Röhrenstrom, Filter, Blende bzw. Tubus, Feldgröße) erzeugt wird.

Die *Streuzusatzdosis* ist die Dosis, die aus dem bestrahlten Körper infolge Streuung sich zur Einfalldosis addiert. Die Streuzusatzdosis wird meist in Prozenten der Einfalldosis angegeben und dann als Streuzusatz bzw. Streufaktor berücksichtigt.

Die *Oberflächendosis* ist die Dosis im Gewebe an einem Punkt der Körperoberfläche. Die Oberflächendosis ist somit die Summe der Einfalldosis und der Streuzusatzdosis an der Oberfläche.

Die *Tiefendosis* ist die Dosis in einer anzugebenden Tiefe des bestrahlten Körpers unter anzugebenden Betriebs- und Meßbedingungen.

Die *relative Tiefendosis* ist die auf die Oberflächendosis bezogene Tiefendosis.

Die *Herddosis* ist die Dosis an einem anzugebenden Punkt des Herdgebietes. Unter *Herdgebiet* wird der Bereich des Körpers verstanden, der bestrahlt werden soll.

Integraldosis nennt man das Integral der Energiedosis über eine interessierende Masse m

$$W = \int_m D \, dm.$$

Die Integraldosis wird angegeben in Gramm × Rad.

Die *Herdraumdosis* ist die Integraldosis über die gesamte Masse des Herdes.

Die *relative Herdraumdosis* ist die Herdraumdosis bezogen auf die insgesamt verabreichte Integraldosis.

8. Spezielle Begriffe für die Qualität der Röntgenstrahlung (Halbwertschichtdicke)

Die *Strahlenqualität* an einem Punkt des Strahlungsfeldes wird vollständig durch die relative spektrale Verteilung der Photonen beschrieben. Da es nicht einfach ist, diese Verteilung zu ermitteln, hat es sich in der Praxis eingeführt, über die Wechselwirkung der Strahlung mit einem bestimmten Stoff die Strahlenqualität zu definieren. Hierbei steht an erster Stelle die *Halbwertschichtdicke* (HWD), diejenige Schichtdicke eines anzugebenden Stoffes, die in einem eng ausgeblendeten Strahlenbündel einheitlicher Richtung die Standard-Ionendosisleistung auf die Hälfte herabsetzt.

Als *erste Halbwertschichtdicke* S_1 bezeichnet man die HWD hinter dem Gesamtfilter (Eigenfilter und Zusatzfilter).

Die *zweite Halbwertschichtdicke* S_2 ist die HWD des gleichen Stoffes hinter der ersten HWD S_1.

Der *Homogenitätsgrad* H einer Strahlung ist das Verhältnis der ersten zur zweiten Halbwertschichtdicke:

$$H = \frac{S_1}{S_2}.$$

Ist H kleiner als 1, nennt man die Strahlung heterogen, H ungefähr gleich 1 charakterisiert die Strahlung als homogen.

In der Dermatoröntgentherapie verwendet man vorzugsweise Aluminium, Cellon oder gewebeäquivalentes Material als Standardstoff für die HWD (Al-HWD, Gewebe-HWD).

9. Dosimetrische Grundlagen

Zur Ermittlung der Herddosis und der Dosisverteilung bedient man sich solcher Meßgeräte, die in der Lage sind, an einem Bezugsort die Dosis oder die Dosisleistung zu messen. Der Meßwert des Instruments muß proportional zur Meßgröße am Meßort sein und der Meßwert soll die Meßgeräte reproduzierbar mit einem Fehler von kleiner als $\pm 5\%$ angeben.

Für klinische Anforderungen sind als Eigenschaften der Dosimeter weiterhin die Abmessungen des Detektors, dessen Temperatur- und Druckabhängigkeit, die Empfindlichkeit gegen Feuchtigkeit und die mechanische Resistenz der gesamten zum Dosimeter gehörenden Teile von Wichtigkeit.

Für den praktischen Gebrauch unterscheidet man *Dosismesser*, die die Dosis anzeigen, und *Dosisleistungsmesser*, die die Dosisleistung anzeigen. Dosimeter bestehen aus einer strahlenempfindlichen Meßsonde (Ionisationskammer o. ä.), dem Meßgerät, dessen Anzeige dem Meßeffekt proportional ist, und einer Kontrollvorrichtung, die eine Prüfung der Funktion des Dosimeters ermöglicht.

In der Dermatoröntgentherapie bedient man sich ausschließlich ionometrischer Meßgeräte. Vorzugsweise werden Flachkammern eingesetzt. Diese Ionisationskammern haben ein Meßvolumen von maximal 2 cm³, die Abmessungen in einer Richtung sind klein gegenüber den Abmessungen in den dazu senkrechten Richtungen. Die Kammerwand besteht aus luftäquivalentem Material und ist an der Strahleneintrittsseite nur etwa 0,05 mm dick.

Im folgenden werden kurz die an die Komponenten des Dosimeters zu stellenden Anforderungen beschrieben.

1 Anforderungen an die Ionisationskammer

a) Energieabhängigkeit

Eine genaue Ermittlung der Dosis bzw. der Dosisleistung in einem festgelegten Strahlenqualitätsbereich kann nur erfolgen, wenn die Ionisationskammer für die auftretende Strahlenqualität direkt kalibriert ist, oder wenn die Ionisationskammer in dem vorgegebenen Energiebereich energieunabhängig anzeigt. Meist wird die energieunabhängige Anzeige angestrebt, da man, besonders bei Phantommessungen in der Praxis, die Strahlenqualität nie genau kennt.

Die Empfindlichkeit von Ionisationskammern als Funktion der Strahlenqualität ist in Abb. 11 für zwei Kammertypen dargestellt. Daraus läßt sich entnehmen, daß z. B. eine Fingerhutkammer in der Weichstrahltherapie ohne genaue Kenntnis der Qualität nicht eingesetzt werden kann, daß aber eine Weichstrahlkammer im interessierenden Bereich unabhängig von der Strahlenqualität eine Dosismessung erlaubt.

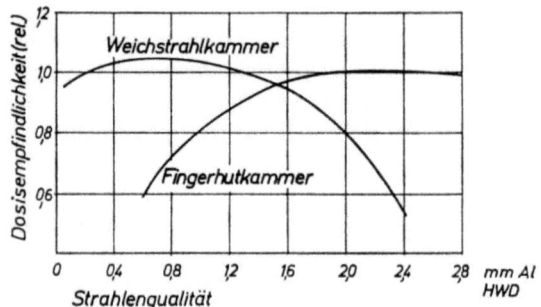

Abb. 11. Typische Energieabhängigkeit der Dosisempfindlichkeit für verschiedene Ionisationskammern (schematisch). (Für die Überlassung dieser Abbildung sei Herrn Dr. G. Drexler, Institut für Strahlenschutz, 8042 Neuherberg, gedankt)

b) Winkelabhängigkeit

Je nach Einstrahlrichtung ergeben sich für verschiedene Ionisationskammertypen konstruktionsbedingte Veränderungen der Empfindlichkeit. Hat man die Dosis bzw. Dosisleistung unter bestimmten geometrischen Bedingungen zu ermitteln, muß die Winkelabhängigkeit der Meßsonde beachtet werden.

Ist eine bestimmte Einstrahlrichtung gegeben (Einfalldosis, Oberflächendosis), muß das Dosimeter entsprechend ausgerichtet werden. Bei Messung einer Tiefendosis sollte die Ionisationskammer unabhängig von der Einstrahlrichtung die Dosis richtig anzeigen.

c) Kammerfaktor

Je nach Bauart sind die an ein Meßgerät anzuschließenden Ionisationskammern mehr oder weniger empfindlich. Dies wird durch einen Kammerfaktor ausgedrückt, mit dem das auf dem Meßgerät abzulesende Meßergebnis multipliziert werden muß, um die richtige Dosis zu erhalten. Der Kammerfaktor kann auch bereits Korrekturen zur Berücksichtigung der Energieabhängigkeit beinhalten.

Als Beispiel seien hier Kammerfaktoren für eine *Siemens*-Phantomkammer aufgeführt:

Dermopanstufe	I	II	III	IV
Kammerfaktor	14,6	15,3	15,6	14,2

d) Ausreichende Sättigung bei den zu erwartenden Dosisleistungen

Hierbei sollten unbedingt die Angaben der Hersteller beachtet werden. Die für die Ionisationskammer angegebene Höchstdosisleistung darf nicht überschritten werden.

e) Temperatur- und Druckabhängigkeit

Die in der Ionisationskammer durch eine bestimmte Dosis erzeugte Ladungsmenge ist von der sich in der Ionisationskammer befindlichen Luftmasse abhängig und somit durch Temperatur und Druck veränderlich. Ist also bei einer Ionisationskammer eine Verbindung zur Atmosphäre gegeben, müssen entsprechende Korrektionsfaktoren für die Ionisationskammer angegeben werden. Es ist auch möglich, diese Einflüsse durch eine radioaktive Kontrollvorrichtung auszuschalten.

2 Anforderungen an das Meßgerät

Der von einer Ionisationskammer gelieferte Meßeffekt muß durch ein geeignetes Anzeigeorgan dargestellt werden. Meßsysteme, die eine dem Strom in der Ionisationskammer proportionale Anzeige liefern, sind z.B. Galvanometer, statische Elektrometer; der Meßwert kann auch erst nach Umformung durch einen Meßwertwandler (z.B. Röhrenelektrometer, Zählvorrichtung) angezeigt werden.

An das Meßgerät sind hohe Ansprüche an Genauigkeit zu stellen. Der Skalenfehler soll nicht mehr als $\pm 1\%$ vom Skalenendwert betragen. Meßbereichsübereinstimmung sowie Reguliervorrichtungen für die Empfindlichkeit sollen den Ansprüchen an ein Präzisionsinstrument genügen.

3 Anforderungen an die Kontrollvorrichtung

Eine Kontrollvorrichtung ermöglicht die Kontrolle der Anzeige des Dosimeters. Um möglichst sämtliche Systeme überprüfen zu können, sollte die Strahlung der radioaktiven Kontrollvorrichtung direkt auf die zu benutzende Ionisationskammer einwirken.

10. Dosimeter, die häufig in der Dermatoröntgentherapie eingesetzt werden

Die folgenden Ausführungen über handelsübliche Dosimeter sollen einen kleinen Überblick über z. Z. häufig gebrauchte und bewährte Dosimeter geben. Es ist weder eine vollständige Marktübersicht noch eine Empfehlung eines speziellen Fabrikates beabsichtigt. Die Reihenfolge entspricht der alphabetischen Folge der Herstellerfirmen.

1 Das Farmer-Dosimeter der Firma Nuclear Enterprises Sighthill Edinburgh/Scotland Hier handelt es sich um ein netzunabhängiges, batteriegetriebenes Dosismeßgerät. Der Strom aus der Ionisationskammer lädt einen Kondensator auf, eine Kompensationsschaltung gestattet über einen 0-Indikator die Ermittlung der Ladung und somit der Dosis. Durch eine Vielzahl von auswechselbaren Ionisationskammern wird der gesamte Bereich der Weichstrahltherapie bis hin zur Therapie mit ultraharten Strahlen erfaßt. Der Anschluß an ein Primärstandard beim National Physical Laboratory ist möglich. Für die Dermatoröntgentherapie ist eine Weichstrahlkammer mit Perspex (Hautäquivalent) als Rückstreukörper vorgesehen, die praktisch von 10 kV 0,038 mm Al HWD bis 100 kV 2 mm Al HWD energieunabhängig ist.

2 Das Universal-Dosimeter der Firma Philips arbeitet mit einem Umformer, der den Ionisationsstrom über einen Wechselstromverstärker verstärkt und auf einem Drehspulinstrument zur Anzeige bringt. Das Meßgerät kann von Dosis auf Dosisleistung umgeschaltet werden. Die Meßkammern ermöglichen den Einsatz des Instrumentes sowohl in der Therapie als auch im Strahlenschutz. Es gibt spezielle Weichstrahl- und Phantomkammern. Das Instrument kann von Primärstandard-Labors kalibriert werden.

3 Das Simplexdosimeter der Physikalisch-Technischen Werkstätten Freiburg arbeitet mit einer Elektrometerröhre, die in einem unmittelbar mit der

---

Abb. 12a u. b. Winkelabhängigkeit von Ionisationskammern. a Siemens-Weichstrahlkammer, ----- 20 kV, ---- 30 kV, —— 60 kV. b Siemens-Fingerhutkammer. ···· 60kV, ----- 80 kV, —— 150 kV, ·—·—· Co 60. [Aus F. Wachsmann und J. Azuma: Strahlentherapie 116, 2 (1961)]

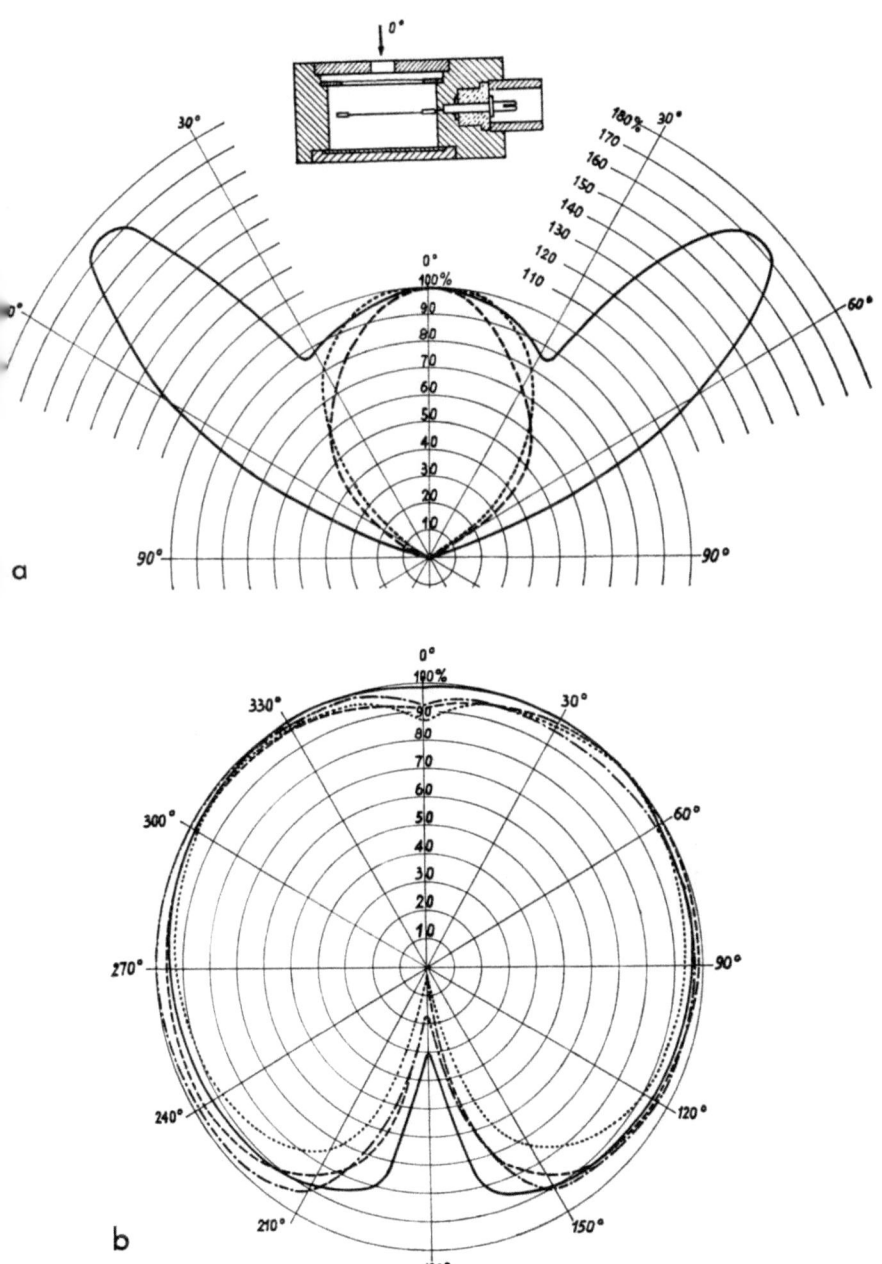

Abb. 12a u. b

Kammer verbundenen Meßkopf untergebracht ist. Mit diesem Instrument kann die Dosis, mit dem *Duplexdosimeter* die Dosis und die Dosisleistung gemessen werden. Ein umfangreiches Sortiment von Meßkammern für Therapie und Strahlenschutz steht zur Verfügung. Eine Weichstrahlkammer ist speziell für den Einsatz in der Dermatoröntgentherapie von 10 kV und Berylliumfenster bis 100 kV und 1 mm Al-Filter gedacht. Beide Instrumente werden mit genauen Prüfprotokollen geliefert und können in einem Primärstandard-Labor ebenfalls geeicht werden.

4 Das Siemens-Dosimeter zeigt die Dosisleistung als Spannungsabfall an Meßwiderständen und die Dosis als Spannung an Meßkondensatoren an. Die für die Strahlentherapie notwendigen Meßkammern sind lieferbar, speziell für die Dermatoröntgentherapie gibt es eine Weichstrahlkammer, ein Schicht- und ein Massivphantom. Der Aufbau des Gerätes ist einfach, eventuelle Fehler sind leicht zu erkennen. Es ist nach DIN 6817 gebaut und durch Primärstandard-Labors kalibrierbar (Abb. 12a und b).

11. Häufigkeit von Dosis- bzw. Dosisleistungsmessungen

Bei jeder Röntgeneinrichtung, die zur Behandlung von Menschen betrieben wird, ist bei der Aufstellung und jeder Änderung, die die Dosisleistung beeinflussen kann, die Dosisleistung zu messen. *Mindestens alle 6 Monate sind Nachmessungen vorzunehmen*. Die Messungen sind mit einem Dosimeter, das entweder an den Primärstandard der physikalisch-technischen Bundesanstalt oder an Sekundärstandard-Anordnungen unmittelbar angeschlossen wurde, durchzuführen. Die Anschlußmessungen (Vergleiche) müssen mindestens alle 2 Jahre wiederholt werden, ebenso nach jeder Einwirkung auf das Dosimeter, welche die Genauigkeit beeinflussen könnte.

12. Durchführung der Dosismessungen

Zur Messung der Dosis in der Weichstrahltherapie ist die Anordnung zur Messung der Einfalldosis und der Oberflächendosis jeweils mit Flachkammern am gebräuchlichsten. Ein Schema der Meßanordnungen zeigt Abb. 13a und b.

Die Ermittlung der Einfalldosis sollte bei Weichstrahlapparaten in dem jeweils angewandten Focus-Haut-Abstand (FHA) erfolgen, da dadurch gleichzeitig die Luftabsorption mit berücksichtigt wird. Bei Verwendung von Tubussen ist auch gleichzeitig die damit auftretende Streustrahlung erfaßt. Aus dem Meßergebnis läßt sich durch Multiplikation mit dem Streuzusatz die Streuzusatzdosis aus-

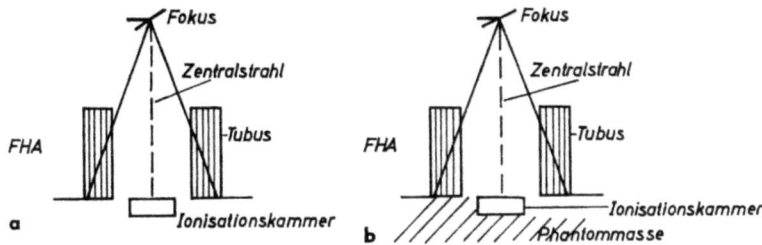

Abb. 13. a Messung der Einfalldosis. b Messung der Oberflächendosis

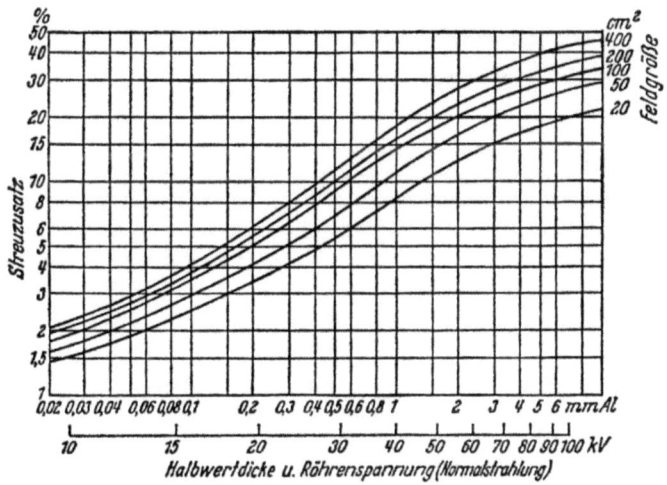

Abb. 14. Rückstreuung an der Oberfläche (Streuzusatz) in Abhängigkeit von der Strahlenqualität und der Feldgröße. (Nach Wachsmann und Dimotsis, 1957, entnommen aus Handbuch der Haut- und Geschlechtskrankheiten, Ergänzungswerk, Springer-Verlag, Bd. V/2, S. 217; und Handbuch der medizinischen Radiologie, Bd. XVI/1, S. 160)

rechnen (Abb. 14). Streuzusatzdosis addiert zur Einfalldosis ergibt die Oberflächendosis.

Wird die Flachkammer entsprechend Abb. 13b verwendet, zeigt das Meßgerät die Oberflächendosis an. In der Weichstrahltherapie werden häufig Flachkammern eingesetzt, bei denen auf der der Strahlenquelle abgewandten Seite bereits Phantommaterial fest angebracht ist. Dadurch erübrigt sich die Benutzung eines separaten Phantoms. Solche sog. *Phantomkammern* sind für den Routinebetrieb auch mechanisch besser geeignet. Eventuelle Fehler bei der Umrechnung von Einfalldosis werden ebenfalls vermieden.

13. Ermittlung von Dosen und Dosisverteilungen im Körper

Die Messung von Einfall- bzw. Oberflächendosis ist in der Strahlentherapie der Ausgangspunkt für die weiteren Aufgaben der Bestrahlungsplanung. Dazu gehören:

a) die Ermittlung von Dosisverteilungen unter den gegebenen Bestrahlungsbedingungen;

b) die Variation der Bestrahlungsbedingungen, um eine Optimierung der Dosisverteilung hinsichtlich der Dosis am Herd und der Belastung des gesunden Gewebes zu erzielen;

c) Ermittlung der Bestrahlungszeit;

d) Kontrollmessungen.

Gewebehalbwerttiefe (GHWT)

Durch die relativ einfachen geometrischen Gegebenheiten sowie durch die apparative Ausstattung liegt der Hauptgesichtspunkt bei der dermatoröntgentherapeutischen Bestrahlungsplanung in der richtigen Auswahl der Tiefendosisverteilung der Strahlung im Gewebe. Für praktische Zwecke hat sich die Einführung der Größe *Gewebehalbwerttiefe* (GHWT) bewährt, die die Gewebeschichtdicke angibt, nach welcher noch die halbe Oberflächendosis erzeugt wird. Die Optimierung der Dosis im Herdgebiet, bei möglichst guter Schonung des Gewebes unter dem Herdgebiet, läßt sich in der Dermatoröntgentherapie durch eine einfache Beziehung zwischen GHWT und Tiefe des Herdes ausdrücken. Geht man davon aus, daß das Verhältnis von absorbierter Energie im Bereich der pathologischen Schicht S zur insgesamt absorbierten Energie ein Maximum sein soll, so soll näherungsweise die Bedingung GHWT $= 0{,}7 \cdot S$ erfüllt sein. Diese physikalische Regel wird je nach medizinischer Indikation im Bereich GHWT $= 0{,}3 \cdot S$ bis GHWT $= 1{,}5 \cdot S$ variiert. *Eine weitverbreitete Faustregel lautet: die GHWT soll der Tiefenausdehnung des Herdes entsprechen.*

Einflußgrößen auf die GHWT

Die *Einflußgrößen auf die GHWT* als Charakteristicum der Strahlenqualität sind:

a) Spannung und Spannungsform an der Röhre;

b) Gesamtfilterung (Eigenfilter, Zusatzfilter, evtl. Filterung durch Luft);

Abb. 15. a Halbwertsdicke (HWD) weicher Strahlungen in Abhängigkeit von der Filterung. (Nach Wachsmann, 1959, entnommen aus Handbuch der medizinischen Radiologie, Bd. XVI/1, S. 18.) b Richtwerte für die Wahl der Halbwertsdicke bei weicher

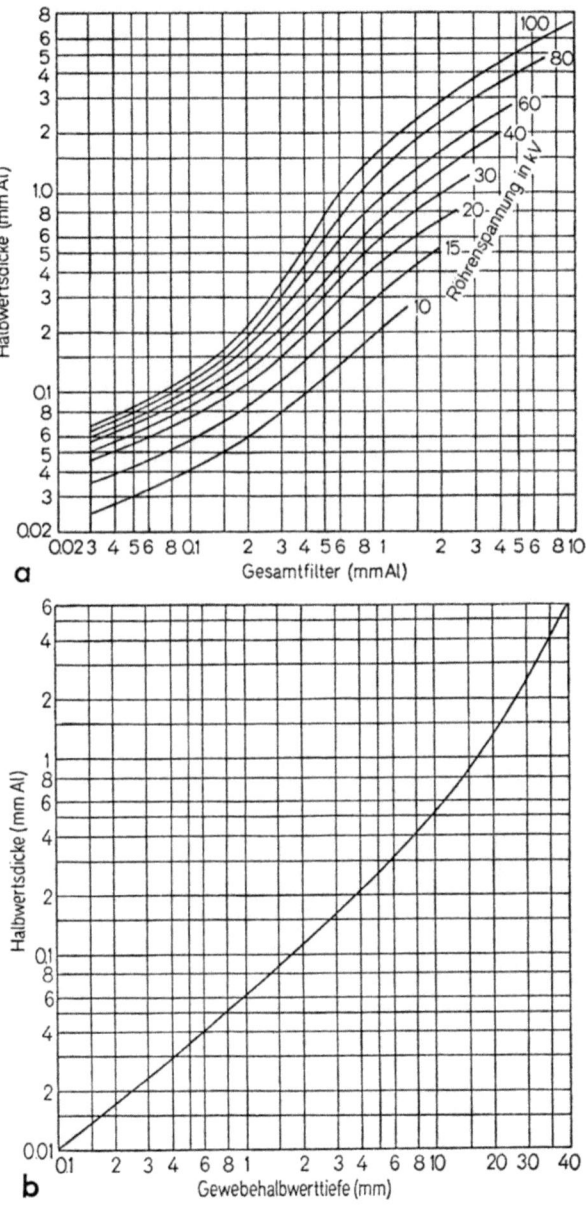

Röntgenstrahlung zur Erreichung einer bestimmten Gewebehalbwerttiefe bei einem FHA von 30 cm und etwa 100 cm Feldgröße. (Nach Wachsmann, 1959, entnommen aus Handbuch der medizinischen Radiologie, Bd. XVI/1, S. 18)

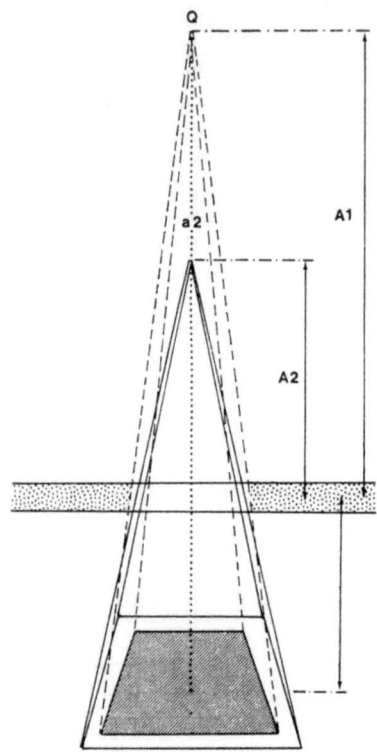

Abb. 16. Erklärung für die Erhöhung der GHWT mit Vergrößerung des FHA

c) Focus-Haut-Abstand;
d) Feldgröße, Feldform und Zusammensetzung der Bestrahlungsfelder.

Der Zusammenhang zwischen Röhrenspannung, Filterung und GHWT bei annähernd konstanter Dosisleistung ist aus Abb. 15a und b zu ersehen. Die Kenngrößen Spannung und Filterung können auch durch die Halbwertschichtdicke (HWD) der Strahlung beschrieben werden (Abb. 15a) und somit kann eine Relation zwischen HWD und GHWT (Abb. 15b) aufgestellt werden.

Der Einfluß des FHA auf die relative Tiefendosis ist zunächst rein geometrischer Natur und beruht auf dem quadratischen Abstandsgesetz (S. 14). Die Differenz der Dosiswerte zwischen einem FHA von 20 cm und 30 cm ist z.B. $\frac{20^2}{30^2} = 56\%$, während zwischen 70 cm und 80 cm $\frac{70^2}{80^2}$ nur 23% „Unterschied" auftritt. Es ist wichtig hier zu wissen, daß Vergrößerung der GHWT durch Erhöhung des FHA nicht durch Veränderung der Strahlenqualität zustande

Einflußgrößen auf die GHWT

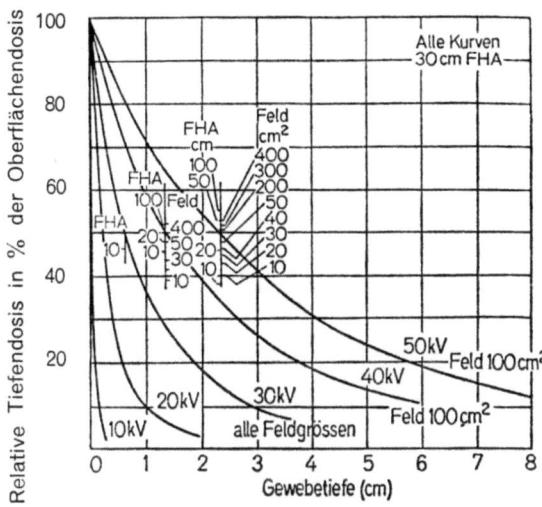

Abb. 17. Tiefendosen weicher Strahlungen bei 30 cm FHA und 100 cm² Feldgröße. Vergleichsweise eingezeichneter Einfluß des FHA und der Feldgröße für andere Werte. (Zusammengestellt nach Wachsmann und Dimotsis, 1957, entnommen aus Handbuch der medizinischen Radiologie, Bd. XVI/1, S. 18)

kommt. Die Erhöhung der GHWT mit Vergrößerung der FHA wird dadurch erreicht, daß bei einem großen FHA die Dosis in der Tiefe im Verhältnis zur Oberflächendosis größer ist (s. Abb. 16). Neben der rein geometrischen „Aufhärtung" ist in der Weichstrahltherapie auch die Absorption der Strahlung durch Luft zu berücksichtigen. Im nachfolgenden Diagramm (Abb. 17) sind diese Einflußgrößen graphisch dargestellt.

Weiterhin ist im Diagramm die Änderung der GHWT durch die größeren Streuanteile bei zunehmenden Feldgrößen zu ersehen.

Durch Aneinandersetzen von Feldern kann es zu Überlappungen kommen, wodurch der Tiefendosisverlauf wesentlich verändert werden kann. Infolge relativ großer Focus-Haut-Abstände in der modernen Weichstrahltherapie ist es jedoch möglich, auch relativ großflächige Herdgebiete mit einem Feld auszuleuchten.

Hinsichtlich des Focus-Haut-Abstandes gilt als Faustregel, daß der Focus-Haut-Abstand gleich dem doppelten Durchmesser des Feldes sein sollte.

Da sowohl die richtige Dosismessung, als auch die gute Bestrahlungsplanung Erfahrung und Kenntnis der physikalischen Zusammenhänge erfordern, empfiehlt es sich, einen auf diesem Gebiet erfahrenen Physiker heranzuziehen.

14. Moderne Gesichtspunkte bei der Auswahl der Bestrahlungsbedingungen in der Dermatoröntgentherapie

Die Tendenz in der modernen dermatologischen Strahlentherapie geht dahin, die verschiedenen physikalischen Faktoren zu standardisieren und nur minimal zu variieren (Wachsmann, Goldschmidt). In der dermatologischen Strahlentherapie wird, bei den heute gebräuchlichen Röntgenröhren mit Berylliumfenster und damit geringer Eigenfilterung, der Dosisabfall im Gewebe im wesentlichen durch die Strahlenqualität bestimmt. Der FHA soll beispielsweise 10, 15 oder 30 cm betragen. Der Röhrenstrom wird je nach Gerätetyp konstant bei z.B. 5, 8 oder 25 mA gehalten.

a) Physikalisch-technische Faktoren und ihre Auswahl

Einflußgrößen auf die Strahlenqualität

1 Röhrenspannung Die an die Röntgenröhre angelegte Hochspannung ist neben der Filterung für die Strahlenqualität (Härte) verantwortlich (in der Dermatoröntgentherapie ca. 10—100 kV).

2 Filterung Aufgabe der Filter ist die Homogenisierung bzw. Härtung der Röntgenstrahlen für die Therapie.

Folgende *Filtermaterialien* kommen in der Dermatoröntgentherapie in Betracht:

1. Im allgemeinen nur Aluminiumfilter.
2. Herstellerwerke empfehlen häufig nur 3—5 Standardfilter (z.B. 0,25; 0,5; 1,0; 2,0 mm Al).
3. Für die Praxis: Am zweckmäßigsten 3—5 Kombinationen von verschiedenen Spannungen mit verschiedenen Filtern wählen.

Die Kombination von Röhrenspannung und Filter soll möglichst stets gleiche Dosisleistungen ergeben, weil dadurch die Gefahr einer Fehldosierung verringert wird. In modernen Geräten ist die Kombination von Röhrenspannung und bestimmten Filtern so gesichert, daß Fehlschaltungen praktisch nicht vorkommen.

3 Focus-Haut-Abstand (FHA) In der dermatologischen Strahlentherapie ist es empfehlenswert, den FHA weitgehend zu standardisieren und den gewünschten Dosisabfall im Gewebe im wesentlichen durch die Strahlenqualität zu regeln (bei Weichstrahlgeräten 15—30 cm, bei Kontaktbestrahlungsapparat RT 50

Müller: 2, 4, 6, 8, 12 und 15 cm, für Chaoul'sche Nahbestrahlung beispielsweise bei Monopan: 1,5—5,0 cm; RT 100: 10 bis 30 cm; Dermopan: 15 und 30 cm).

Faustregel:

Der FHA sollte wenigstens doppelt so groß sein wie der Durchmesser des Bestrahlungsfeldes!

Nachteile eines zu kurzen FHA

1. Bestrahlung nur kleiner Felder möglich.
2. Gewölbte oder unebene Flächen können nicht homogen bestrahlt werden.
3. Verabreichung zu großer Raumdosen.

Der FHA wird durch entsprechende Tubusse exakt gewährleistet.

Einflußgrößen auf die Strahlenquantität

1 Röhrenstrom (mA) Die meisten modernen Röntgenapparate arbeiten bei einer genau festgelegten Ampère-Zahl (RT 100: 8—10 mA, RT 50: 2 mA, Dermopan: 25 mA usw.).

2 Focus-Haut-Abstand (FHA) Entsprechend dem quadratischen Abstandsgesetz wird die Dosisleistung beeinflußt (S. 14).

Einfluß der Feldgröße

Einfluß der Feldgröße auf die Streuzusatzdosis und damit auf die Oberflächendosis Für die in der dermatologischen Strahlentherapie verwendeten Strahlungen (HWD bis etwa 2,0 mm Al) spielt der Streuzusatz nur eine unwesentliche Rolle, so daß man ihn für Feldgrößen von 20—200 cm² vernachlässigen kann.

Einfluß der Feldgröße auf die räumliche Dosisverteilung (GHWT) Die Feldgröße beeinflußt auch die räumliche Dosisverteilung (GHWT). Der Einfluß der Feldgröße auf die GHWT ist auf S. 26 dargestellt worden. Zusammenfassend soll hier nur ausgeführt werden, daß dieser Einfluß durch die Streustrahlung bedingt ist. Bei *weicheren* Strahlungen (HWD kleiner als 0,5 mm Al) spielt die Streustrahlung nur eine geringe Rolle (Abb. 17, S. 27), so daß man die relativen Tiefendosen für Feldgrößen von 20—200 cm² zusammenfassen kann. Bei *härteren*

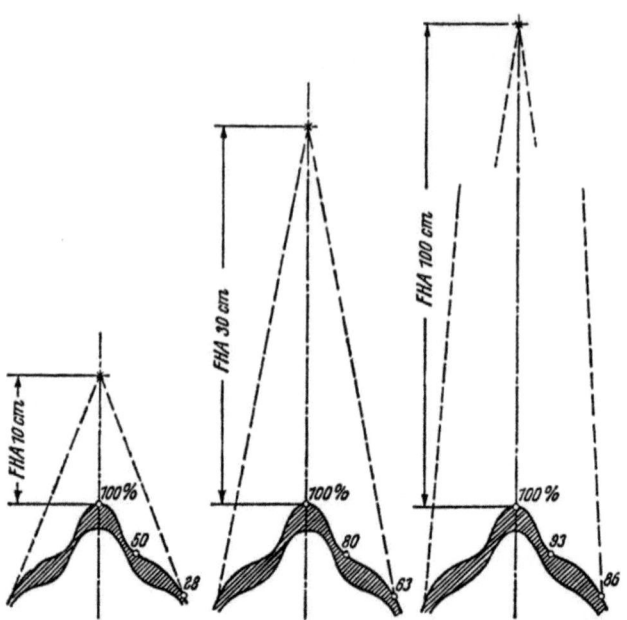

Abb. 18. Beispiel für die Verringerung der Unterschiede der Einfallsdosis bei Bestrahlung unebener Flächen und der Dicke der durchstrahlten Schicht in Abhängigkeit vom FHA. (Nach Wachsmann, 1959, entnommen aus Handbuch der Haut- und Geschlechtskrankheiten, Ergänzungswerk, Bd. V/2; und Handbuch der medizinischen Radiologie, Bd. XVI/1, S. 9)

Strahlungen, die auch in der Dermatologie verwendet werden (HWD größer als 0,5 mm Al), darf der Einfluß der Streustrahlung auf die GHWT bei Feldgrößen von 20—200 cm² nicht vernachlässigt werden.

Einfluß der Feldgröße auf die durch Röntgenstrahlung ausgelöste Hautreaktion Die Feldgröße beeinflußt wesentlich auch die Stärke der durch Röntgenstrahlen ausgelösten Hautreaktion (S. 50). Hier sei nur erwähnt, daß hinsichtlich der Belastbarkeit der Haut in Abhängigkeit von der Feldgröße die *Regel gilt, daß kleine Felder mit einer viel höheren Dosis belastet werden können als große* (beispielsweise ein Feld von 2 cm² mit 15000 R, ein solches von 4 cm² dagegen nur mit 8000 R).

Einfluß der Feldgröße auf die Wahl des Focus-Haut-Abstandes Bei kleinen Feldern (1—5 cm Durchmesser) soll der FHA mindestens 15 cm sein, bei großen Feldern (über 10 cm Durchmesser) gilt, daß der FHA doppelt so

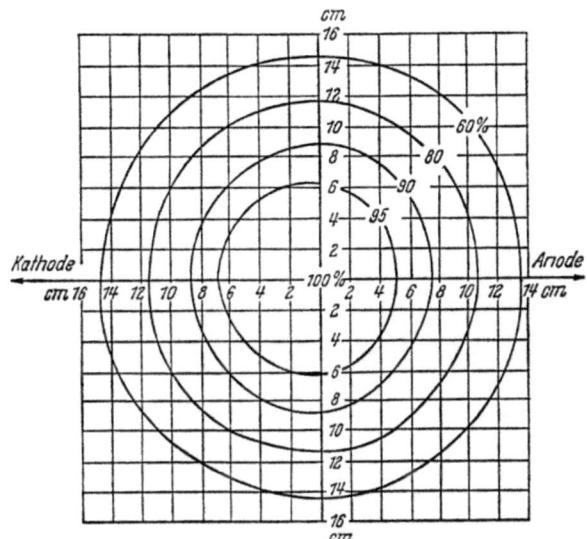

Abb. 19. Feldverteilung bei einer modernen Berylliumfensterröhre (Siemens-Dermopan®) FHA 30 cm

groß sein sollte wie der Felddurchmesser, damit eine homogene Ausstrahlung des gesamten Feldes gewährleistet ist (Abb. 18). In der Dermatoröntgentherapie werden Weichstrahlröhren benutzt, bei denen ein Feld, dessen Durchmesser die Hälfte des FHA beträgt, am Rande eine Dosis erhält, die etwa 90% der Dosis in der Feldmitte entspricht (Abb. 19).

Tubus

Aus Strahlenschutzgründen Tubus benützen! Für Dermopan mit Focus-Haut-Abstand von 15 und 30 cm erhältlich, Müller RT 100: 9 Tubusse, FHA: 10 bis 30 cm, Feld 1 cm Durchmesser bis 20 × 20 cm; Müller RT 50: 40 Tubusse, FHA: 2 bis 15 cm (vorzugsweise 4 cm!).

Metalltubusse bieten zur Durchführung der Weichstrahltherapie folgende Vorteile:
1. Der gewählte FHA kann zuverlässig eingehalten werden.
2. Aufsetzen des Tubus gewährleistet Fixierung und Ruhigstellung des zu behandelnden Herdes.
3. Vereinfachung der Ausrichtung des Zentralröntgenstrahles.
4. Größerer Strahlenschutz.

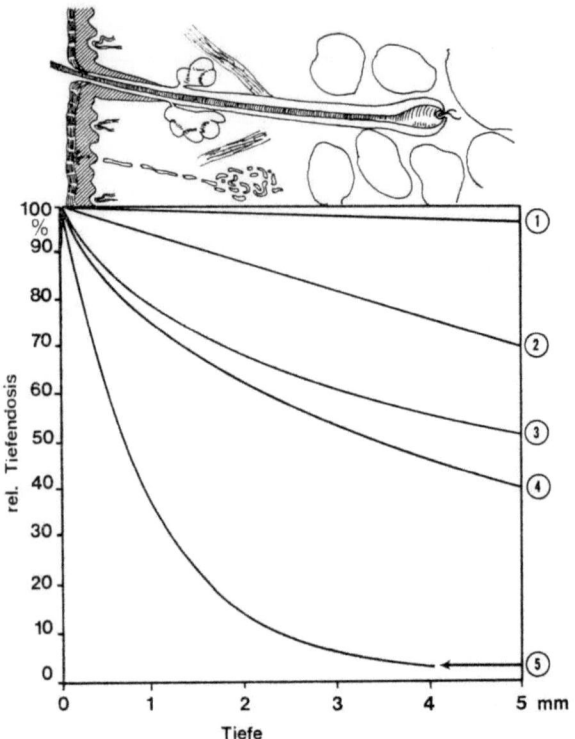

Abb. 20. Abfall der Dosisleistung nach der Tiefe in Prozenten des Oberflächenwertes für verschiedene Strahlenqualitäten. (Modifiziert nach Reisner, 1940, und Ott, 1937, entnommen aus Handbuch der Haut- und Geschlechtskrankheiten, Ergänzungswerk, Bd. V/2, S. 156)

Nr.	Art des Gerätes	kV	mA	Filter	FHA (cm)	Feldgröße (cm^2)	HWD (mm Al)
1	Osram-Dickwand-Therapie-Röhre, mittlere Tiefentherapie	122	6	ohne	30	12,6	3,3
2	Radium	—	—	0,5 Pt	1	12,6	—
3	Siemens-Nahbestrahlung (Chaoul)	60	2	ohne	5	15,9	2,1
4	Müller-Nahbestrahlung (v. d. Plaats)	50	2	ohne	2	7,2	0,3
5	Grenzstrahlen	10	3	ohne	36	12,6	0,04

Bestrahlungszeit

Diese ist abhängig von der Dosisleistung des Röntgenapparates und der erforderlichen Herddosis. Die Zeitspanne soll groß genug sein, um eine zuverlässige Ein- und Ausschaltung zu ermöglichen. Eine Dosisleistung von etwa 100 R/min erlaubt es, die Einzeldosen, die in der dermatologischen Strahlentherapie üblich sind, in wenigen Minuten zu verabreichen.

b) Praktische Gesichtspunkte bei der Auswahl der Bestrahlungsbedingungen

Entscheidend für die Auswahl der Bestrahlungsbedingungen ist die relative Tiefendosis der Strahlung. Diese sollte sich nach der Dicke des zu bestrahlenden Herdes richten!

Ziel   Angenähert homogene Durchstrahlung des Herdes!

Strahlenqualität   a) Zu weich: Keine homogene Durchstrahlung des Herdes, zu großer Unterschied zwischen der Dosis an der Oberfläche und an der Basis des Herdes. b) Zu hart: Das unter dem zu bestrahlenden Herd gelegene normale Gewebe wird zu stark belastet. *Kompromiß*: Anpassung der Strahlenqualität an die Tiefenausdehnung des pathologischen Herdes.

Faustregel   *Die GHWT der Röntgenstrahlung sollte der Tiefenausdehnung des zu bestrahlenden Herdes entsprechen!*

Vorteile der Charakterisierung der Strahlenqualität durch die GHWT für die Praxis

1. Einfache Auswahl der Bestrahlungsbedingungen in Abhängigkeit von der Tiefenausdehnung des Krankheitsherdes (s. Abb. 20 und 21).
2. Einfache Bestimmung der Dosis an der Herdbasis: an die Herdbasis sollten etwa 50% der Oberflächendosis herangebracht werden.

Die wichtigsten Daten über die Tiefe der einzelnen Hautschichten, Hautanhangsgebilde und wichtigster Dermatosen zeigt schematisch Tabelle 2.

Beispiel   Bestrahlung eines lichenifizierten Ekzemherdes.
Tiefenausdehnung der Hauterscheinungen ca. 4,0 mm.

GHWT: 4,0 mm.
Weiche Röntgenstrahlen HWD: 0,2 mm Al, FHA: 30 cm.
Dosis: 3 × 100 R in einwöchigen Abständen.

Abb. 21. Dosisabfall verschiedener Strahlungen in der Haut und zu ihrer Erzeugung etwa erforderliche Bedingungen. (Nach Holthusen, modifiziert, entnommen aus Handbuch der Haut- und Geschlechtskrankheiten, Ergänzungswerk, Bd. V/2, 1959, S. 197)

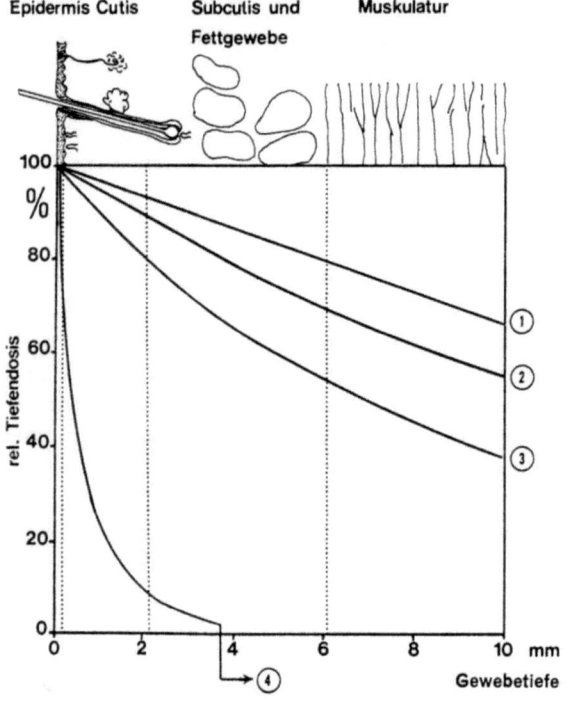

Bestrahlungsbedingungen (Richtwerte): FHA 30 cm — Feldgröße 100 cm²

Nr.	Gleichspannung (kV)	Filter (mm Al)	HWD (mm Al)
1	50	1,2	1,0
2	40	0,9	0,7
3	30	0,6	0,4
4	10	0,05	0,03

Tabelle 2. Wichtigste Daten über die Tiefe der einzelnen Hautschichten, Hautanhangsgebilde und wichtiger Dermatosen. (Modifiziert nach Zoon und Werz, 1957)

I. Normale Haut	
Epidermis	0,03—0,25 mm
Corium	3,0—4,0 mm
Haarpapille	2,5—3,5 mm
Ekkrine Schweißdrüsen	2,0—3,0 mm
II. Benigne Dermatosen	
Dermatitis-Ekzem	0,8—2,1 mm
Psoriasis vulgaris	0,7—3,2 mm
Lichen simplex chronicus	1,1—4,4 mm
Lichen ruber planus	0,4—2,1 mm
Folliculitis, Acne vulgaris	3,0—5,0 mm
III. Hauttumoren	3,0—15,0 mm und mehr

Tabelle 3. Bedingungen der in der Dermatologie häufig verwendeten Strahlenqualitäten. (Nach Wachsmann, 1959, entnommen aus Handbuch der Haut- und Geschlechtskrankheiten, Ergänzungswerk, Bd. V/2, 1959, S. 244, 245 und 295)

	kV	FHA (cm)	Filter (mm Al)	HWD (mm Al)	GHWT (mm)	mA	Dosisleistung (R/min)
Grenzstrahltherapie	10	10	—	0,02	0,25	25	1000
Weichstrahltherapie	30	30	0,3	0,20	4,0	25	100
	45	30	0,7	0,50	10,0	25	100
	50	30	1,0	0,80	13,0	25	100
	50	30	2,0	1,40	18,0	25	ca. 50
Kontaktbestrahlung	50	2	0,2	0,15	3,0	3,0	8000
	50	3	1,0	0,8	7,0	3,0	1500
	100	3	2,5	3,5	35,0	8,0	5000
Nahbestrahlung	60	1,5	0,2 Cu	4,3	4,0	8,0	2200
	60	3,0			8,0	8,0	700
		5,0			12,0	8,0	300

Häufige, in der Dermatoröntgentherapie gebrauchte Bestrahlungsbedingungen zur Erreichung einer bestimmten GHWT, sind in Tabelle 3 zusammengefaßt. In der Praxis werden zu jedem Bestrahlungsgerät die diesbezüglichen Informationen geliefert.

Fehlerquellen bei der Dermatoröntgentherapie

1. Falsche Dosierung.
2. Fehler in der Bestrahlungsplanung (ungeeignete Strahlenqualität, falscher FHA usw.).

15. Methoden der dermatologischen Röntgentherapie

1 Die Grenzstrahlentherapie

Grenzstrahlen sind ultraweiche Röntgenstrahlen (S. 8), die bei Röhrenspannungen von etwa 10 kV in Röhren mit Berylliumfenster entstehen. Früher wurden auch Grenzstrahlröhren mit einem Fenster aus Lindemannglas (Lithium-Beryllium-Borat-Glas) hergestellt.

Zur Erzeugung von Grenzstrahlen werden heute meist dieselben Röntgengeräte verwendet, wie für die Weichstrahltherapie (10—50—100 kV).

Die HWD der Grenzstrahlung hängt von der Röhrenspannung und auch von der Eigenfilterung der Röhre ab. Bei einer Spannung von etwa 10 kV betragen die HWD-Werte um 0,02 mm Al. Die GHWT beträgt etwa 0,25 mm.

Bei der Dosimetrie der Grenzstrahlen treten wegen der Absorption der Kammerwand und in der Luft besondere Schwierigkeiten auf.

Bei Grenzstrahlen können hohe Dosisleistungen erreicht werden (10 kV, 1,0 mm Berylliumfilterung, FHA 10,0 cm, HWD 0,02 mm Al, GHWT 0,25 mm, Röhrenstrom 25 mA, Dosisleistung etwa 1 000 R/min).

Bei Einstellung und Ausblendung der Felder in der Grenzstrahlentherapie sollen Blei- oder Zinnfolien von 0,1—0,2 mm Dicke und feste Tubusse mit dem gewünschten FHA verwendet werden.

Vorteile der Grenzstrahlentherapie Relative Sicherheit, da nur sehr oberflächliche Strahlenwirkung.

Nachteile der Grenzstrahlentherapie Nur für die Therapie sehr oberflächlicher Dermatosen geeignet.

2 Die Nahbestrahlungstherapie

Dieses Verfahren wurde von Chaoul um 1931 entwickelt. Zur Durchführung der *Nahbestrahlung* dient die Nahbestrahlungs-Hohlanodenröhre mit Schräganode (Siemens-Reiniger-Werke). Diese Röhre wird mit 60 kV Gleichspannung und einem Röhrenstrom von 6—8 mA betrieben. Der FHA beträgt 1,5, 3,0 und 5,0 cm. Weitere technische Daten: Filter 0,2 mm Cu, HWD um 3,0 mm Al, GHWT 3,0—13,0 mm.

1934 entwickelte van der Plaats eine *ähnliche Methode*, die als *Kontaktbestrahlung* in die Literatur eingegangen ist. Für die Kontaktbestrahlung wurde eine Röntgenröhre (RT 50, Müller-Werke) mit folgenden technischen Daten entwickelt: 50 kV, 2,0 mA, FHA 2—4(—15) cm, Filter 0,2—2,5 mm Al, GHWT 2,0—10,0 mm. Der englische Ausdruck „*Contact therapy*" wird auch für die Nahbestrahlung gebraucht. Beide Methoden haben tatsächlich viel gemeinsam: bei beiden Verfahren erlauben speziell konstruierte Röntgenröhren einen *sehr kurzen FHA*. Mit beiden Methoden wird bei relativ *niedriger Röhrenspannung* gearbeitet. Ein weiteres Charakteristikum des Nahbestrahlungsverfahrens ist neben der *relativ weichen Strahlung* bei *schwacher Filterung* der *steile Dosisabfall* zur Tiefe hin und die *hohe Dosisleistung*. Dadurch wird eine Konzentration der Dosis auf den Herd und eine Schonung des gesunden Gewebes erreicht. Die Anwendung dieser Methode war besonders in der Tumortherapie weit verbreitet. Hohe Tumordosen wurden jetzt fraktioniert, wenn notwendig intrakavitär verabreicht, und führten gerade bei Bestrahlung von Basaliomen, Plattenepithelkarzinomen u. a. zu guten Resultaten. Bei kavernösen Hämangiomen brachten die kurzen Bestrahlungszeiten bei Säuglingen echte Vorteile in der Durchführung der Bestrahlung.

Als *Nachteil* der Methode stellte sich die *begrenzte Feldgröße* heraus. Größere Felder konnten nur durch Aneinanderlegen der Bestrahlungsfelder bestrahlt werden; dadurch war die Gefahr von Überschneidungen mit Überlastung der betreffenden Hautareale und späteren Folgen gegeben.

Heute werden *Kontaktbestrahlungsapparate* auch mit Berylliumfenster gebaut (Typ CT von Philips-Müller). Hier sollen noch einige Apparate genannt werden, die auch für die Nahbestrahlung benützt werden können: Monopan der Siemens-Reiniger-Werke, Müller RT 100 (Fa. C. H. F. Müller, Hamburg), Dermoplesio (Gilardoni), die amerikanischen Apparate Maximar 100 (General Electric), Dermadex (Westinghouse), Zephyr Minor (Picker) und TX-2 (Profexray). Diese sind vor allem für Nahbestrahlung, aber auch zur Weichstrahltherapie und Oberflächentherapie geeignet.

Bei der *Kontaktbestrahlung* betragen die im allgemeinen verwendeten *Gewebehalbwerttiefen* etwa 3,0—8,0 mm (s. Tabelle 3). Auch hier gilt die Regel, daß der Tiefendosisabfall entsprechend der Tiefe des Herdes ausgewählt wird. Bei der *Nahbestrahlung* läßt sich die *GHWT* im allgemeinen zwischen 3,0 und 13,0 mm variieren und der geschätzten Tiefenausdehnung des Herdes mit Hilfe der drei verschiedenen FHA von 1,5, 3,0 und 5,0 cm anpassen.

Bei der Behandlung von Tumoren werden Oberflächendosen in täglicher Fraktionierung (300—500 R) bis zu einer Gesamtdosis von 5000—10000 R (Tumorschwund) verabreicht.

Seit der Einführung der Weichstrahltherapie hat die Nahbestrahlung immer mehr an Bedeutung verloren.

3 Die Weichstrahltherapie

Nach Einführung berylliumgefensterter Röntgenröhren war es möglich, den für die Dermatoröntgentherapie besonders wichtigen Bereich von 13—50 kV zu erschließen.

Die *geringe eigene Filterwirkung* von Beryllium (1 mm Be entspricht ca. 0,01 mm Al) ermöglicht den Austritt von weichen Röntgenstrahlen, die infolge der höheren Eigenfilterung anderer Röntgenstrahlenaustrittsfenster sonst verlorengingen. Dadurch sind auch *hohe* Dosisleistungen zu erzielen, was in der Bestrahlungspraxis sehr vorteilhaft ist (kurze Bestrahlungszeiten).

Hier sei das *Grundprinzip* der Weichstrahltherapie hervorgehoben. Bei *weichen Röntgenstrahlen* führt vor allem die *Strahlenqualität* zu dem erwünschten *Dosisabfall*, bei der *Nahbestrahlung* (extrem kleiner FHA) wird der Dosisabfall durch *Divergenz* der Strahlung erreicht; vgl. hierzu die Ausführungen auf S. 37 und Abb. 16 (s. S. 26).

Einige Apparate zur Weichstrahltherapie seien hier aufgeführt: Dermopan (Siemens-Reiniger-Werke); Dermolux-Seifert mit der Machlett-Röhre AEG 50 T. Das Kontaktbestrahlungsgerät RT 50 Müller mit Berylliumfenster ist auch für die Weichstrahltherapie geeignet. Heute stehen auch Geräte zur Verfügung, die es ermöglichen, das gesamte Gebiet der Grenzstrahltherapie über die Kontaktbestrahlung, Weichstrahl- und Oberflächentherapie bis zur Halbtiefentherapie zu erfassen. Zu nennen ist hier das Gerät Müller RT 100 (GHWT 0,3—50,0 mm). Auch das Oberflächentherapiegerät Dermix (Fa. Koch und Sterzel) mit Lindemannfenster ist zur Weichstrahltherapie geeignet (50 kV, GHWT: 2,5—14,0 mm).

Ein weiterer *Vorteil* der Weichstrahltherapie ist, daß dabei grundsätzlich die Bestrahlung *großer Flächen*, der Flächenausdehnung des jeweiligen Krankheitsherdes entsprechend, möglich ist.

Die automatische *Filtersicherung* und die *Standardisierung* der *Dosisleistung* mit nur wenigen Spannungsstufen und jeweils zugeordneten Filtern sind weitere Charakteristica der Weichstrahlgeräte, durch welche auch die Sicherheit bei der Dermatoröntgentherapie erheblich verbessert wurde.

Vorteile der Weichstrahltherapie

1. Eröffnung des Bereiches weicher Röntgenstrahlen für die Therapie.
2. Möglichkeit einer optimalen Anpassung der Strahlenqualität (HWD, GHWT) an die Tiefenausdehnung des zu bestrahlenden Krankheitsherdes.
3. Hohe Dosisleistung.

Diese erlaubt:
— Kurze Behandlungszeiten.
— Einen größeren FHA.
— Behandlung großer Felder.
— Eine konstante Auswahl von Filter- und Röhrenspannungskombinationen bei etwa gleichbleibender Dosisleistung (etwa 100 R/min).
— Für verschiedene dermatologische Zwecke angepaßte optimale Strahlenqualitäten.

4. Weitgehende Konzentration der Dosis im Krankheitsherd infolge des steilen Dosisabfalles im Gewebe. Dies erlaubt eine Schonung des unter dem Krankheitsherd liegenden *gesunden* Gewebes. Auch bei der Nahbestrahlung ist zwar ein steiler Dosisabfall der Tiefe hin vorhanden (durch Divergenz der relativ harten Strahlen), die Gesamtbelastung des Körpers ist jedoch wesentlich größer (das Verhältnis der Raumdosen bei der Weichstrahltherapie im Vergleich zur Nahbestrahlung beträgt 1:3). Lediglich schnelle Elektronen und Betastrahlen sind in dieser Hinsicht, wegen ihrer begrenzten Reichweite, der Weichstrahltherapie überlegen.

4 Die Oberflächentherapie

Die Röhrenspannung der in der Oberflächentherapie verwendeten Geräte beträgt im allgemeinen 60—120—140 kV. Diese Geräte wurden früher in der Dermatoröntgentherapie häufig benutzt. Die HWD der mit diesen Geräten erzeugten Röntgenstrahlung beträgt 0,6—2,4 mm Al, die GHWT 7,0—40,0 mm. Die Röntgenröhre hat bei diesen Apparaten eine geringe Eigenfilterung (0,3 mm Al). Nachteile der Oberflächentherapiegeräte:

1. Die Strahlungen sind zu hart.
2. Die Dosisleistung ist zu klein.

In der letzten Zeit werden diese Geräte mit Berylliumfenster ausgestattet. Dies erlaubt eine Anwendung der Oberflächentherapie-Apparate auch für die Weichstrahltherapie. Von diesen Geräten seien hier der Philips-Mediumtherapie-Apparat, Maximar 100 (General Electric) und Müller RT 100 genannt. Letzterer kann auch für Nahbestrahlung benutzt werden.

Die Oberflächentherapie kommt in der dermatologischen Praxis gelegentlich bei tiefer reichenden Prozessen, beispielsweise Schweißdrüsenabszessen oder Thrombophlebitis zur Anwendung.

5 Die Halbtiefentherapie

Tiefer reichende Krankheitsherde (ca. 3,0 cm) können mit einer entsprechenden GHWT bestrahlt werden (in der Dermatoröntgentherapie beispielsweise Aktinomykose, Abszesse usw.). Die *Bedingungen* zur Herstellung von Röntgenstrahlung

Tabelle 4. Bestrahlungsmethoden und Röntgengeräte

Behandlungsmethoden	kV	HWD (mm Al)	GHWT (mm)
1. Berylliumfenster			
Grenzstrahlen	6 — 20	0,01 — 0,1	0,25 — 2,0
Weichstrahltherapie	20 — 60	0,1 — 1,4	3,0 — 18,0
2. Kontakt- und Nahbestrahlung	15 — 60	0,2 — 3,5	2,0 — 20,0
3. Oberflächentherapie	60 — 120	0,6 — 2,4	7,0 — 40,0
4. Halbtiefentherapie	80 — 140	2,0 — 2,5	20,0 — 50,0
5. Tiefentherapie	150 — 400	0,8 — 5,0 mm Cu	50,0 — 80,0

Röntgentherapiegeräte	Vorteile	Nachteile
1. Grenzstrahlapparate	relative Sicherheit	nur für sehr oberflächliche Dermatosen
2. Röntgenweichstrahlgeräte (evtl. auch als Universalgeräte)	bei allen dermatologischen Veränderungen anwendbar (Neoplasmen, Dermatosen)	besondere Sicherheitsvorkehrungen
3. Kontakt- und Nahbestrahlungsgeräte	in der Tumortherapie	zu kurzer FHA, begrenzte Feldgröße
4. Oberflächentherapieapparate (auch für Halbtiefentherapie)	bei vielen dermatologischen Veränderungen anwendbar	besondere Sicherheitsvorkehrungen
5. Tiefentherapiegeräte (auch für Halbtiefentherapie Stabilipan-Siemens)	—	—

mit einer GHWT von etwa 2—5 cm sollen hier aufgeführt werden: Röhrenspannungen von 80—100—140 kV, HWD 2,0—2,5 mm Al, FHA etwa 10,0 cm.
Als *Geräte* kommen Oberflächentherapie-Apparate und Tiefentherapie-Apparate in Frage, welche diesen Bereich mitbeinhalten.
Als *Indikationsgebiete* der Halbtiefentherapie gelten in der Dermatologie in die Tiefe wachsende Tumoren, Schweißdrüsenabszesse, Aktinomykose usw.
Die *Dosis* wird in Einzeldosen von 200—300 R bis zu einer Gesamtdosis von etwa 4000—5000 R eingestrahlt.

6 Die Tiefentherapie

Die Tiefentherapie mit einer GHWT von 5—8 cm spielt für die Röntgentherapie von Hauttumoren keine Rolle und gehört zum Fachgebiet des Röntgenologen. Die Röhrenspannung beträgt bei diesen Geräten 150—400 kV, HWD 0,8 bis 5,0 mm Cu.

Verschiedene Methoden der Röntgentherapie von Hautkrankheiten und verschiedene Typen von Röntgentherapiegeräten sind in Tabelle 4 zusammengestellt.

16. Röntgentherapieeinrichtungen in der Dermatoröntgentherapie

Der Röntgengenerator ist die Gesamtheit aller dem Betrieb der Röntgenröhre dienenden elektrischen Teile, d. h. der Hochspannungserzeuger mit den zugehörigen Schalt-, Regel- und Meßvorrichtungen, sowie den notwendigen Verbindungsleitungen.

Generatoren für die Dermatoröntgentherapie sind meist Einpuls-(Halbwellenapparate) oder Zweipuls-(Vierventilapparate)Generatoren. Die vom Generator erzeugte Hochspannung, sowie die Stromversorgung der Kathode, wird mittels Kabel dem Röntgenstrahler, d. h. der Röntgenröhre und dem Gehäuse zugeführt.

Die Festanodenröhre ist, um den gesamten Bereich der Grenzstrahl-, Nahbestrahlungs- sowie Oberflächentherapie zu erfassen, mit einem dünnen und stabilen Berylliumfenster ausgestattet. Sie wird durch einen Sekundärkreislauf mit Öl gekühlt, im Primärkühlkreis wird wiederum das Öl mit Wasser oder Luft gekühlt. Als Zubehör werden Härtungsfilter zum Ändern der spektralen Verteilung der Strahlung durch bevorzugte Schwächung der weichen Anteile des Spektrums eingesetzt, ferner sind Tubusse und Blenden zum seitlichen Begrenzen des Nutzstrahlenbündels vorgesehen.

Eine feste Kombination von Röhrenspannung, Filter und Focus-Haut-Abstand, sowie ein konstanter Röhrenstrom erhöhen die Sicherheit wesentlich und haben sich daher allgemein durchgesetzt.

An Geräte zur Ausübung der Dermatoröntgentherapie ist die Forderung nach einer möglichst bequemen Einstellung der Strahlungsquelle in einem großen räumlichen Bereich zu stellen. Der Patient wird meist auf einen Stuhl oder Tisch gelagert. Halterung der Strahlenquelle, Schalttisch und Hochspannungserzeuger sind oft zu einer fahrbaren Einheit verbunden. Auch hat sich die Verwendung eines Wandarmes mit entsprechenden Verstellungsmöglichkeiten bewährt. Hinsichtlich der Strahlenschutzforderungen an Dermatoröntgentherapieeinrichtungen sei hier auf DIN 6811, Januar 1972, Strahlenschutzregeln für die Herstellung medizinischer Röntgeneinrichtungen bis 300 kV, verwiesen.

17. Absorption von Röntgenstrahlen in Haut, Subcutis, Knorpel und Knochen

Das Grundgesetz biologischer Wirkungen von Röntgenstrahlen besagt, daß als Maß für die Wirkung vor allem die absorbierte Strahlenenergie gilt. Eine von der Energie der Strahlung unabhängige biologische Wirkung ist jedoch nur dann gewährleistet, wenn das absorbierende biologische Gewebe für verschiedene Strahlenqualitäten die gleiche Energieabsorptionseigenschaft besitzt. Dies ist bei Strahlungen unter 100 kV Röhrenspannung nur dann annähernd der Fall, wenn die *effektive Ordnungszahl* der verschiedenen Gewebe die gleiche ist. Die *effektive Ordnungszahl* der menschlichen Haut gleicht glücklicherweise weitgehend derjenigen von Luft (7,7) und Wasser (7,2). Deshalb ist die in der *Haut* die pro Röntgen absorbierte Energie praktisch unabhängig von der Strahlenqualität.

Im *Fettgewebe* (Ordnungszahl etwa 6,0) ist dagegen die biologische Wirkung pro Röntgen verringert.

Im Gegensatz hierzu ist im *Knochen* die Absorption etwa 7mal so stark als im Wasser. Dies bedeutet für die in der Dermatologie am häufigsten verwendeten weichen Strahlungen, bezogen auf die in Röntgen gemessenen Dosen, eine stärkere Strahlenwirkung in diesem Gewebe.

Für die Praxis läßt sich daraus für den Dermatoröntgenologen folgendes formulieren:

1. Für die *Epidermis* und die *Dermis* ist es gleichgültig, ob harte oder weiche Strahlungen (unter etwa 100 kV-Röhrenspannung) zur Anwendung kommen, soweit die Haut homogen durchstrahlt wird.

2. *Fettgewebe* der Subcutis wird bei relativ weichen Strahlungen relativ weniger belastet (0,6mal weniger).

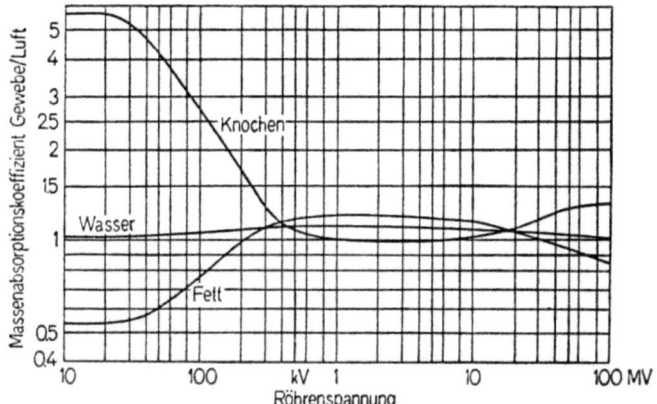

Abb. 22. Absorption von Röntgenstrahlen verschiedener Energie (Normalstrahlungen) in Wasser und verschiedenen Geweben. (Nach Wachsmann und Dimotsis, 1957, entnommen aus Handbuch der Haut- und Geschlechtskrankheiten, Ergänzungswerk, Bd. V/2, 1959, S. 193)

3. *Knochen* werden durch weiche Strahlungen etwa 6—7mal mehr als durch harte Strahlungen belastet (Abb. 22). Diese Tatsache ist jedoch ohne große praktische Bedeutung, da weiche Strahlungen den in der Tiefe liegenden Knochen nur in reduzierten Dosen erreichen.

4. *Knorpelgewebe* absorbiert ca. 1,1—1,5mal mehr als die Haut.

5. *Muskulatur* besitzt die gleiche Strahlenabsorption wie die Haut.

18. Wirkungen von Röntgenstrahlen auf die Haut und ihre Anhangsgebilde

Das Röntgenerythem

Nach *einzeitiger* Bestrahlung der Haut mit konventionellen Röntgenstrahlen zeigt die sich entwickelnde Hautreaktion einen rhythmischen wellenförmigen Verlauf. Bei Beurteilung von Hautreaktionen werden folgende Bestrahlungsbedingungen zugrunde gelegt: Erzeugungsspannung 180 kV, Filterung 0,5 mm Cu, HWD 0,9 mm Cu, FHA 23 cm, Dosisleistung an der Oberfläche 40 R/min, Feldgröße 6 × 8 cm. Für die Auslösung des „Normalerythems", d. h. eines typischen Reaktionsablaufes des Röntgenerythems, ist eine Dosis von etwa 800 R OD (Oberflächendosis), die *Hauteinheitsdosis* oder *Hauterythemdosis* (HED) notwendig. Früher galt die Hauteinheitsdosis als biologisches Maß für die Quantifizierung von Röntgenstrahlen.

Man unterscheidet eine *Frühreaktion* mit dem Früherythem, die *Hauptreaktion* mit der Haupterythemwelle, deren Größe und Zeitpunkt dosisabhängig sind, und die *Spätreaktion* (schematische Darstellung s. Abb. 23).

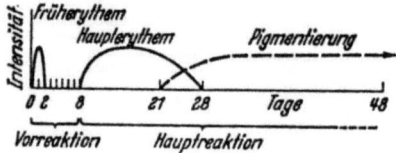

Abb. 23. Schema des Phasenablaufes nach Verabreichung der HED in einer Praxis. (Nach Flaskamp, Röntgenschäden. Sonderband zur Strahlentherapie, 1930, entnommen aus Handbuch der Haut- und Geschlechtskrankheiten, Ergänzungswerk, Bd. V/2, 1959, S. 145)

1 Die Frühreaktion (Früherythem) Die Minimaldosis zur Erzeugung eines Früherythems wird mit etwa 450 R (d. h. etwa 60% der HED) angegeben. Das Früherythem tritt sofort oder mit einer Verzögerung von bis zu 24 Std nach der Bestrahlung auf. Die anschließende Pigmentierung ist relativ gering. Das Früherythem dauert etwa 2—3 Tage.

2 Die Hauptreaktion (Haupterythem) Um den 8. Tag nach der Bestrahlung tritt im Bereich des Bestrahlungsfeldes das Haupterythem auf. Es nimmt im Laufe der nächsten 8 Tage weiter zu. Die Hautrötung wird intensiver bis zu tiefem Rot und kann von Pigmentierung gefolgt sein. Das Haupterythem, seine Intensität und Zeitpunkt seiner Entstehung sind dosisabhängig.

3 Die Spätreaktion (Hyperpigmentierung) An das Haupterythem kann sich später Pigmentierung anschließen. Dieser Übergang ist durch eine große individuelle Schwankungsbreite gekennzeichnet. In der Regel tritt die Pigmentierung nach Abklingen des Haupterythems (ca. 28 Tage) auf. Sie kann mehrere Jahre oder sogar zeitlebens bestehenbleiben. Selten wird sie auch ohne vorheriges Erythem beobachtet.

Bei einer Einzeitbestrahlung liegt die Toleranzgrenze der Haut bei etwa 800 R. Oberhalb dieser Grenze kommt es gewöhnlich nicht mehr zu einer Restitutio ad integrum. Es folgen vielmehr erosive oder ulzeröse Reaktionen, die mit Spätschäden, atrophischen Erscheinungen wie Trockenheit, Haarausfall, Teleangiektasien, Indurationen, Hyperpigmentierungen, Hyperkeratosen etc. einhergehen, d. h. zu einem *Röntgenoderm* führen.

Bei fraktionierter Verabreichung der Dosis nimmt die Hauttoleranzdosis zu und die einzelnen Hautreaktionen gehen ineinander über. Erythem- und Erosivreaktionen treten bei Fraktionierung erst nach höheren Dosen auf.

Histologisches Bild der Strahlenreaktionen der Haut

In der *Epidermis* werden während der ersten Erythemwelle die Mitosenzahlen reduziert, die Zellkerne zeigen pyknotische Veränderungen und Zellkernpolymorphie. Bei Dosen von 900—1100 R kommt es zu einer Epitheliolyse und zur Epidermisatrophie.

Im *Corium* zeigt sich die wellenförmige Hautreaktion an den begleitenden Gefäßerweiterungen mit entzündlicher Reaktion. Die kleineren *Gefäße* zeigen hier bei höheren Dosen (bereits bei 100—1000 R) Schädigungen mit Quellung der Endothelzellen und einer späteren Gefäßwandnekrose, sowie Thrombosierungen der Gefäßlumina.

Die *elastischen* und *kollagenen Fasern* des Coriums besitzen nur eine geringe Strahlenempfindlichkeit. Wirkungen von Röntgenstrahlen auf die *Schweiß-* und *Talgdrüsen* der Haut sowie auf *Haarfollikel* werden im folgenden dargestellt.

Die Epilationsdosis

Nach einer Dosis von 380—400 R auf anagene Haarwurzeln (Haarmatrix und Haarpapille) kommt es nach ca. 3 Wochen zu einer *temporären Epilation*. Nach ca. 8—9 Wochen wachsen die Haare wieder.

Bei einer Dosis von 600—800 R und mehr auf die Haarfollikel (Kopfhaut, HWD: 1,45 mm Al, FHA: 25 cm) kommt es unter degenerativen Veränderungen der Haarmatrixzellen des Haarbulbus zu einer *Dauerepilation*.

Die Beeinflussung von Talgdrüsen und Schweißdrüsen

Talgdrüsen und *Schweißdrüsen* sind annähernd gleich strahlenempfindlich. Eine temporäre Funktionseinschränkung von Schweiß- und Talgdrüsen tritt etwa 5—6 Tage nach einer Dosis von etwa 400 R auf. Nach Einstrahlung von Dauerepilationsdosen (600—800 R) finden sich zwar immer noch einige persistierende Talgdrüsen, diese sind jedoch in ihrer Funktion und ihrem morphologischen Bild stark verändert. Aus der Strahlenempfindlichkeit von Talgdrüsen, Schweißdrüsen und Haarwurzeln kann *für die Praxis* die Schlußfolgerung gezogen werden, daß eine *permanente Ausschaltung dieser Anhangsgebilde der Haut ohne eine chronische Röntgenschädigung der Haut nicht möglich* ist.

Radiodermatitis

Wegen des häufigen Vorkommens dieses Begriffes in der englischsprachigen Literatur sei auf diesen hier kurz eingegangen. Unter dem Begriff Radiodermatitis werden Schäden der Haut und Schleimhäute nach höheren Dosen von konventionellen Röntgenstrahlen verstanden. Die Radiodermatitis wird eingeteilt in *akute* und *chronische Radiodermatitis*. Die chronische Radiodermatitis wird auch als *Röntgenoderm* bezeichnet.

Akute Radiodermatitis

Die akute Radiodermatitis entsteht beabsichtigt nach höheren Dosen von Röntgenstrahlen oder Radium bei Bestrahlung von malignen Hauttumoren oder anläßlich eines Strahlenunfalles unbeabsichtigt. Die klinischen Symptome sind Erythem, Ödem, Bläschenbildung, Erosivreaktion (Abb. 30, s. S. 113), Ulzeration und Schmerzen. Je nach Schwere unterscheidet man klinisch eine akute Radiodermatitis ersten, zweiten und dritten Grades in Abhängigkeit von der Dosis.

Akute Radiodermatitis I. Grades Diese äußert sich in einem *Erythem* oder Hyperämie mit Ödem. Gelegentlich besteht Pruritus. Das Maximum wird in 10—14 Tagen erreicht, um dann in der 3. bis 4. Woche zu verschwinden. Eine Pigmentierung bleibt für einige Wochen oder Monate. Eine Alopecie ist je nach Höhe der verabfolgten Dosis temporär oder bleibend.

Akute Radiodermatitis II. Grades Die Grenzen zwischen dem I. und II. Grad sind nicht immer klar. Intensives *Erythem, Ödem, Bläschenbildung, Erosionen* und oberflächliche Ulzerationen sind die wichtigsten Symptome. Das Erythem entsteht gewöhnlich früher als beim I. Grad. Seine Farbtönung ist purpurrot bis bläulich-livid-rot. Die Epidermis wird zerstört, es entwickeln sich Erosionen. Als subjektives Symptom können Schmerzen sehr unangenehm sein. Spontanheilung erfolgt nach 6 Wochen bis zu 3 Monaten. Es resultiert eine bleibende Alopecie mit Atrophie oder auch Narbenbildung an der Haut.

Akute Radiodermatitis III. Grades Wenn ein tiefes *Ulcus* oder eine *Nekrose* nach Bestrahlung der Haut mit größeren Röntgendosen entstehen, spricht man von einer Radiodermatitis III. Grades oder auch von „*akutem Röntgenulcus*" (Abb. 31, s. S. 113). Das Erythem erscheint bei dieser schweren Form innerhalb von 24 Std; es ist livid bis bräunlich-rot. Das Ödem ist stark. Die Epidermis löst sich ab. Die Tiefe der Reaktion hängt von der Qualität und Menge der Röntgenstrahlen ab. Wenn sie sehr intensiv ist, können auch subkutane Gewebe wie Knochen,

Knorpel mitbeteiligt sein. Im bestrahlten Bereich zeigt sich fortschreitende *Nekrose* mit *Ulzeration* oder *Gangrän*. In der Umgebung sieht man eine intensive Entzündungsreaktion. Das Ulcus zeigt eine geringe Granulationsneigung. Die Heilung erfolgt sehr langsam; reparative Vorgänge können jedoch später fortschreiten. Wenn akute Röntgenulcera nicht innerhalb von ca. 1—1^1/$_2$ Jahren abheilen, können sie einen Boden für maligne Veränderungen abgeben. Auch die Radiodermatitis III. Grades kann unter günstigen Bedingungen noch mit Narbenbildung ausheilen.

Komplikationen Sekundäre bakterielle Infektionen, nicht heilende Granulationen, maligne Entartung.

Chronische Radiodermatitis (Röntgenoderm) (Abb. 32a und b, s. S. 113)

Die chronische Radiodermatitis kann die Folge einer akuten Strahlenreaktion sein oder sich als verzögerte Reaktion Jahre bis Jahrzehnte nach Bestrahlung entwickeln. Auch wiederholte kleinere, über einen längeren Zeitraum verabfolgte Strahlendosen, welche primär nicht zu einer akuten Radiodermatitis geführt haben, können eine chronische Radiodermatitis hervorrufen. Häufig sieht man diese Form der Radiodermatitis beispielsweise bei beruflich strahlenexponierten Personen (als Summationswirkung an Händen von Röntgenärzten, MTAs usw.) nach langjähriger Exposition bei mangelhaftem Strahlenschutz. Die Bezeichnung chronische Radiodermatitis wird insofern den tatsächlichen Gegebenheiten besser gerecht, als es sich feingeweblich eben nicht um einen *Endzustand* handelt, wie man aus der Bezeichnung „Röntgenoderm" ablesen könnte, sondern um einen chronisch-entzündlichen zur Fibrose neigenden *Vorgang!*

Als *klinische Hauptsymptome* der chronischen Radiodermatitis seien hier Hautatrophie (straff oder schlaff), Teleangiektasien, Sklerose der Haut, sog. Pigmentverschiebungen (Hyper- und Depigmentierungen), Verhornungsstörungen (Röntgenkeratosen), Ulzerationen (chronisches Röntgenulcus) und maligne Veränderungen (Röntgenkarzinom oder Röntgensarkom) genannt. Atrophie der Schweiß- und Talgdrüsen mit vermehrter Spiegelung und Trockenheit der Haut oder Nageldystrophie können weitere Symptome darstellen.

Auf dem Boden dieser Spätveränderungen können bei zusätzlichen mechanischen, thermischen oder chemischen Reizungen sog. *Kombinationsschäden* (S. 49) entstehen.

Das Auftreten einer chronischen Radiodermatitis wird am häufigsten nach Röntgenstrahlen, aber auch nach Anwendung von radioaktivem Kobalt oder Radium beobachtet. Bei Grenzstrahlen oder Thorium-X sind Röntgenoderme oberflächlicher und meist gutartiger, wenn auch die Neigung zu De- und Hyperpigmentierung oft besonders unangenehm ist.

Behandlung der Radiodermatitis

Im Laufe der Dermatoröntgentherapie können neben milden Formen von Hautreaktionen auch Erosivreaktionen entstehen (Radiodermatitis I. und II. Grades), die therapeutisch erwünscht und sogar bei der Dosisbemessung richtunggebend für den Arzt sein können. Eine bösartige Geschwulst soll beispielsweise bis zur „Erosivreaktion" mit Tumorschwund bestrahlt werden. Bei der Behandlung muß zwischen der akuten Radiodermatitis und der Behandlung der chronischen Strahlenreaktionen (chronische Radiodermatitis mit Röntgenulcus) unterschieden werden.

Behandlung der akuten Radiodermatitis Die Behandlung der akuten Radiodermatitis erfolgt im Prinzip nach den gleichen Grundsätzen wie bei jeder anderen Dermatitis. Bei der Erythemreaktion genügen Puder, bei der Erosivreaktion antibioticahaltige Salben (z. B. Aureomycin®, Leukomycin®-Salbe). Bei uns hat sich auch Albucid®-Vaseline (0,5%ig) in der Behandlung der Erosivreaktion sehr gut bewährt. *Steroidzusätze* zu antibioticahaltigen Salben können die entzündliche Strahlenreaktion reduzieren (z. B. Aureodelf®-Salbe, Terracortril®-Salbe). Azulenhaltige Salben wirken gleichfalls günstig (Azulon®-Salbe, Homburg). Wichtig ist ferner Schmerzbekämpfung mit *Analgetica* und *sedierenden Maßnahmen*.

Behandlung der chronischen Strahlenreaktionen (chronische Radiodermatitis, Röntgenulcus) Bei chronischer Radiodermatitis ist eine laufende *Kontrolle* des Zustandes einerseits wegen der Pflege, andererseits wegen der Karzinomgefahr erforderlich. Mechanisch-chemische (Waschprozeduren usw.), aktinische und thermische Reize sollten von der strahlenbelasteten Haut grundsätzlich ferngehalten werden.

Zur *Pflege* empfiehlt sich die ständige Einfettung der strahlenbelasteten Haut (Lanolin-Eucerin c. Aqua). Heparin- oder heparinoidhaltige Salben [z. B. Hirudoid®-Salbe, Lasonil®-Salbe] haben sich ebenfalls bewährt. Hyper- und Depigmentierungen können mit Covermark® abgedeckt werden. Röntgenkeratosen sollten frühzeitig exzidiert oder elektrokoaguliert werden. Nekrosen von Röntgenulcera können mit Trypsin oder anderen abdauenden Präparaten (z. B. Fibrolan®-Salbe, Iruxol®-Salbe, Trypure®) entfernt werden. Sekundärinfektionen können chronische Ulzerationen unterhalten und vergrößern, sie sollten daher mit antibioticahaltigen Salben (z. B. Nebacetin®-Salbe) behandelt werden. Chronische Röntgenulcera, schlechtheilende Kombinationsschäden (S. 49) sollten jedoch möglichst rasch einer *chirurgischen Therapie* zugeführt werden (Exzision und plastische Deckung), da sich eine konservative Therapie über Monate und Jahre hinstrecken kann, wenn sie überhaupt zum Erfolg führt. Teleangiektasien können mit Hilfe von *Elektrokoagulation* erfolgreich behandelt werden.

Kombinationsschaden

Auf strahlenatrophischen Bezirken mit Sklerosierung, Teleangiektasien, Hyper- und Depigmentierungen (Näheres s. S. 47) kann sich ein *Röntgenulcus* entwickeln. Für das Zustandekommen dieser Spätschädigung kann einerseits die röntgenbedingte Gewebsatrophie mit reduzierter Regenerationsfähigkeit des Gewebes verantwortlich sein. Dies hängt vom Alter, Lokalisation des bestrahlten Tumors (beispielsweise bei Lippenkarzinomen kommt es bevorzugt zu Kombinationsschäden), Gesamtdosis, Feldgröße, individuelle Empfindlichkeit usw. ab. Andererseits wird aber ein Röntgenkombinationsschaden durch zusätzliche exogene Noxen wie Druck, Reibung, chemische und aktinische Reize auf die strahlenbelastete Haut hervorgerufen. An endogenen Faktoren können Diabetes mellitus, periphere Kreislaufstörungen oder Leberschäden von Bedeutung sein.

Die *Differentialdiagnose* sollte ein Tumorrezidiv berücksichtigen. Folgende Faktoren sprechen für einen Kombinationsschaden: sehr rasche Entwicklung des Ulcus mit einer bakteriellen Sekundärinfektion kompliziert, Begrenzung auf nur einen Teil des röntgenvorbestrahlten Hautfeldes, häufige Lokalisation an Unterlippen und Schmerzhaftigkeit. Das klinische Bild eines Ulcus im Bereich des Röntgenoderms ist häufig von einem Karzinomrezidiv nicht ohne weiteres zu unterscheiden. Eine *histologische Untersuchung* sollte dann zur Klärung der Diagnose herangezogen werden.

Therapie des Kombinationsschadens Bevor man eine histologische Untersuchung zur Klärung der Diagnose heranzieht, sollte unbedingt ein Behandlungsversuch unternommen werden. Es ist allerdings ratsam, nicht zu viel Zeit mit vergeblichen Behandlungsversuchen verstreichen zu lassen (nicht länger als 6 Wochen!).

In der *konservativen* Therapie eines Kombinationsschadens haben sich antibiotische Salben (z.B. Aureomycin®-Salbe, Leukomycin®-Salbe usw.) evtl. mit Glucocorticoidzusatz und azulenhaltige Salben (z.B. Azulon®-Salbe) bewährt (Näheres s. S. 48, Behandlung der Radiodermatitis). Durch diese therapeutischen Maßnahmen kommt es oft in wenigen Tagen zu einer wesentlichen Besserung bzw. sogar nach kurzer Zeit zur Abheilung. Schlecht heilende Kombinationsschäden sollen möglichst einer *chirurgischen Therapie* (Exzision) zugeführt werden.

An *prophylaktischen Maßnahmen* sollten mechanische, chemische, aktinische und thermische Reize von der strahlenbelasteten Haut unbedingt ferngehalten werden. (Zur Pflege der chronischen Radiodermatitis s. S. 48.)

Bei *Verdacht auf Tumorrezidiv* (keine therapeutische Ansprechbarkeit nach einer 6wöchigen regelrecht durchgeführten Therapie!) sollte jedoch eine die Diagnose klärende *Probebiopsie* unbedingt ausgeführt werden, falls man diese Maßnahme nicht an den Beginn der Behandlung gestellt hat.

Genese der Hautreaktionen nach Röntgenstrahleneinwirkung

Die Entstehung der Hautreaktionen nach Röntgenstrahleneinwirkung ist noch nicht in allen Details aufgeklärt. In *erster Linie* ist die *Proliferationsstörung* von „Stammzellen", beispielsweise im Str. basale, nach Einwirkung von Röntgenstrahlen bedeutsam. Es handelt sich hierbei um eine Inaktivierung (Störung der „reproduktiven Integrität") der „Stammzellen", d. h. um eine irreversible Hemmung mit verzögertem Zelltod.

Die sich ausdifferenzierenden Zellen, welche sich nicht mehr teilen (beispielsweise Zellen im Str. spinosum), werden durch die Röntgenstrahlen nicht wesentlich beeinflußt.

Alle *anderen Vorgänge* außer der Proliferationsstörung der „Stammzellen" stellen *Sekundärvorgänge* dar und spielen bei der Entstehung von Hautreaktionen nach Strahleneinwirkung keine primäre Rolle. So sollen bei der Entstehung von Hautreaktionen nach Strahleneinwirkung Histaminsubstanzen, Sulfhydrilkörper, sowie Abwehrproteinasen eine Rolle spielen. Histochemische Untersuchungen zeigten die Bedeutung von Mucopolysacchariden für reparative Vorgänge. Ferner wurden Glykolysehemmung, Einlagerung von Glykogen in die Epidermis, vorübergehende Aktivitätsminderung der wasserstoffübertragenden Fermente des Energiestoffwechsels, sowie Schädigungen der elastischen und retikulären Fasern beschrieben. Permeabilitäts- und pH-Veränderungen in der Cutis sind weitere Folgen, die im Anschluß an die Bestrahlung in der Haut sekundär auftreten. Hinsichtlich weiterer Details sei auf die Übersichtsliteratur verwiesen (Kärcher, 1964).

Abhängigkeit der Hautreaktionen von den technischen Bestrahlungsbedingungen

1 Dosis   Die Strahlenwirkung an der Haut ist in erster Linie von der verabreichten Dosis, d. h. von der absorbierten Energie abhängig.

2 Räumliche Dosisverteilung   Die Intensität der biologischen Strahlenreaktion hängt auch von der Größe des durchstrahlten *Gewebsvolumens* ab. Die *Größe* bzw. Tiefe des *Gewebsvolumens* ist neben der *Strahlenqualität* (s. u.) abhängig von der *Feldgröße* und von dem *Focus-Haut-Abstand*. Für die Praxis bedeutet dies, daß für die Erholung nach Bestrahlung bei größerem Volumen (harte Strahlen, großes Feld) längere Zeit notwendig ist, als dies bei kleinem Volumen der Fall ist (beispielsweise ein Feld von 2 cm^2 Größe darf bei fraktionierter Verabreichung mit 15000 R belastet werden, während ein solches von 4 cm^2 Größe nur mit

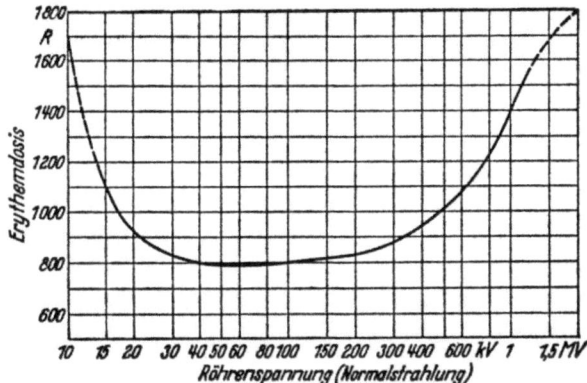

Abb. 24. Abhängigkeit der Erythemdosis (Mittelwerte) von der Strahlenqualität. (Nach Wachsmann und Dimotsis, 1957, entnommen aus Handbuch der Haut- und Geschlechtskrankheiten, Ergänzungswerk, Bd. V/2, S. 199, 1959 und Handbuch der medizinischen Radiologie, Bd. XVI/1, S. 143)

8000 R belastet werden darf, um die gleiche Heilungszeit der exsudativen Reaktion zu erzielen).

Faustregel *Kleine Felder können viel stärker belastet werden als große!*

Die Wahl des Focus-Haut-Abstandes besitzt bei der Weichstrahltherapie nur einen geringen Einfluß auf die Tiefendosis (s. S. 26).

3 Strahlenqualität Jede ionisierende Strahlung erzeugt in genügend hohen Dosen Strahlenreaktionen in der Haut, im therapeutisch-konventionellen Härtebereich von 10—200 kV *unabhängig* von der Strahlenqualität (Energieunabhängigkeit biologischer Strahlenreaktionen infolge der gleichen mittleren Ionisationsdichte in diesem Bereich). Die Strahlenqualität beeinflußt jedoch die Tiefe der Strahlenreaktion. Je nach Strahlenqualität — bei gleicher Einfallsdosis — gelangt nämlich eine unterschiedliche Strahlendosis in den verschiedenen Hautschichten zur Absorption (unterschiedliche räumliche Dosisverteilung s. auch S. 34). Je kürzer die Wellenlänge der applizierten Röntgenstrahlen ist, um so tiefgehender wird sich die Strahlenreaktion in der Haut und in den darunterliegenden Geweben entfalten. Bei *Grenzstrahlen* ist die Strahlenbelastung der gefäßführenden Schichten infolge des steilen Dosenabfalls gering, deshalb ist die zur Auslösung des Röntgenerythems erforderliche Oberflächendosis bei Grenzstrahlen vergleichsweise hoch (etwa 2500 R). Wegen des steilen Dosisabfalles kommt es selbst bei hohen Oberflächendosen von Grenzstrahlen übrigens nicht zur Epilation (s. auch Abb. 20

und 21 auf S. 32 und 34). Bei *harten* Strahlen (HWD ca. 1,0 mm Cu) werden tiefere Hautschichten (10,0 mm) mit einer gleichmäßigen Dosis belegt. Bei *weichen* Strahlen (HWD 0,4 mm Al) fällt die Dosis im Gewebe schon erheblich ab, so daß in etwa 6,0 bis 7,0 mm Tiefe nur noch etwa 50 % der Einfallsdosis vorhanden ist (s. Abb. 21). Bei Anwendung *überharter* Strahlen ist die Erythemdosis höher als bei harten Strahlen, weil die mittlere Ionisationsdichte bei Spannungen über 200 kV abnimmt (die Abhängigkeit der Erythemdosis von der Strahlenqualität zeigt die Abb. 24). Der Verlauf der Hautreaktionen nach Einzeitbestrahlung mit *schnellen Elektronen* ist gleichfalls wellenförmig. In einem Energiebereich zwischen 1,5 und 3,5 MeV ist die Hautreaktion jedoch um ein Drittel *stärker* als auf Röntgenbestrahlung.

4 Zeitliche Dosisverteilung Die Strahlenwirkung ist nicht nur von der *Dosis*, der *räumlichen Verteilung* der Dosis und der *Strahlenqualität*, sondern auch von der *zeitlichen Dosisverteilung* abhängig.

Die Rolle von *Protrahierung* und *Fraktionierung* sei daher hier kurz dargestellt.

Protrahierung

Bei Verlängerung der Bestrahlungszeit bei einer verringerten Dosisleistung spricht man von Protrahierung (beispielsweise können 500 R in wenigen Minuten oder aber auch in 10 min verabreicht werden). Durch die Protrahierung kann zwar die Gewebstoleranz etwas gesteigert werden; sie spielt jedoch bei Verwendung von Röntgenweichstrahlapparaten mit einer Dosisleistung zwischen 20 und 5000 R/min keine wesentliche Rolle mehr.

Fraktionierung

Unter Fraktionierung wird die Aufteilung der Dosis in Einzelfraktionen verstanden. Auch durch die *fraktionierte* Dosisverabreichung kommt es zu einer Zunahme der Gewebstoleranz der Haut. Beispielhaft sei hier nur erwähnt, daß bei Anwendung einer harten Strahlung bei einer Dosisleistung von 40 R/min für die Erzeugung des Normalerythems 800 R notwendig ist. Bei Fraktionierung in 24-stündigen Intervallen ist dieses Erythem mit folgenden Dosen zu erzielen: z. B. $4 \times 320 = 1280$ oder 12×160 R $= 1920$ R (Rajewsky u. Mitarb., 1959).

Fraktionierung führt also zu einer Entlastung des Gefäßbindegewebsapparates der normalen Haut und zu einer Zunahme der „Elektivität" der Strahlung bzw. des „Elektivitätsfaktors" („Elektivitätsfaktor" = das Verhältnis der zulässigen Strahlendosis in der Umgebung zu der im Herd erforderlichen Dosis).

Die eingestrahlten Einzelfraktionen bei fraktionierter Bestrahlung sollten jedoch nicht eine bestimmte Dosis unterschreiten. Sie liegen gewöhnlich zwischen 200 R und 600 R bei Bestrahlung von bösartigen Hauttumoren. Intervalle von

24 Std sind in der Strahlentherapie bösartiger Hauttumoren im allgemeinen auf Grund klinisch-empirischer Erfahrungen üblich. Die Einzelfraktionen liegen in der Röntgentherapie benigner dermatologischer Erkrankungen niedriger (zwischen 25 R und 100 R). Intervalle von mehr als 24 Std sind bei benignen dermatologischen Erkrankungen nicht selten (Entzündungsbestrahlung!). Längere Zeitintervalle (1 Woche oder Monate) werden z. B. in der Behandlung von Hämangiomen oder Fibrosen (Keloid, Induratio penis plastica) eingelegt.

Schließlich können kleine und flache Hautkarzinome mit einer *einzeitig* verabreichten Dosis bestrahlt werden (sog. Einzeitbestrahlung s. S. 91). Dabei ist aber zu beachten, daß die betreffenden Herde nicht größer als 1,0 cm sind, um Komplikationen zu vermeiden.

19. Schnelle Elektronen

Monoenergetische schnelle Elektronen, wie sie in Beschleunigern (Linearbeschleuniger, Betatron®) erzeugt werden können, haben in letzter Zeit in der medizinischen Bestrahlung Bedeutung erlangt. Drei wesentliche Unterschiede gegenüber der Röntgenstrahlung lassen den großen apparativen Aufwand für große Zentren gerechtfertigt erscheinen:

1. Elektronen einer bestimmten Energie haben eine definierte Reichweite im Gewebe; jenseits der Reichweite ist die Dosis praktisch gleich Null.

2. Bis zu einer Tiefe, die etwa der halben Reichweite entspricht, wird das Gewebe annähernd homogen durchstrahlt. Ein Dosismaximum liegt bei etwa einem Drittel der Reichweite.

3. Der Dosisabfall hinter der gleichmäßig durchstrahlten Schicht ist sehr steil.

Das Problem der Tiefenschonung ist also bei der Elektronenstrahlung in idealer Weise zu lösen. Der Dosisverlauf ist jedoch in oberflächennahen Schichten sehr von der Größe des Bestrahlungsfeldes abhängig, da die Elektronen beim Eindringen in das Gewebe eine starke Seitwärtsstreuung erfahren.

Der Wirkungsmechanismus ist bei Elektronen im wesentlichen derselbe wie bei Röntgenstrahlen; rein quantitativ hängen infolge der anderen Ionisationsverteilung biologische Effekte etwas anders von der Höhe der Dosis ab.

Die *Hauptindikationsgebiete* für schnelle Elektronen sind heute Lymphangiome, bösartige Hauttumoren, besonders über Knochen und Knorpel sowie Tumoren auf strahlenvorbelasteter Haut.

20. Künstliche radioaktive Isotope

Hier sollen nur die Isotope (Elemente, die im periodischen System an der gleichen Stelle stehen, weil sie dieselbe Kernladung haben) besprochen werden, welche für die dermatologische Therapie Bedeutung haben.

Gammastrahler Das radioaktive Kobalt (Co^{60}) wurde auch in der dermatologischen Strahlentherapie therapeutisch verwendet („Plastobalt", Buchler Co., Braunschweig). Die Halbwertszeit von radioaktivem Kobalt beträgt 5,3 Jahre. *Indikationen* waren schwer erreichbare Tumoren (Basaliome, spinozelluläre Karzinome, Mycosis fungoides), beispielsweise im Gehörgang oder an gewölbten Oberflächen (Nasolabialfalte). Wegen der relativ hohen Raumdosis sollten Gammastrahler in der Dermatotherapie nicht mehr verwendet werden.

Thorium X Thorium X ist ein *Alphastrahler* (über 90%), emittiert aber *auch Gammastrahlen*. Thorium X ist ein natürliches Zerfallprodukt des radioaktiven Elementes Radiothor. Halbwertszeit: 3,64 Tage. Die Alphastrahlen dringen nur in die oberflächlichen Hautschichten ein. Thorium X kann von der Firma Buchler und Co., Braunschweig, in verschiedenen Trägersubstanzen (Lack, Salbe u.a.m.) bezogen werden. Thorium X wird am besten in Form von Lack (vgl. S. 70) angewandt.

Dosierung 2000 e.s.E. (elektrostatische Einheiten) pro 1,0 cm³ Lack. 1,0 cm³ reicht für die Behandlung einer Hautfläche von 100—150 cm² aus.

Expositionszeit 24 Std (36—48 Std). Abstand zwischen den einzelnen Behandlungen: 6 Wochen.

Wirkungen von Thorium X Die Wirkungen von Thorium X erfolgen praktisch nur in der Epidermis, weil bei Lackanwendung diese nicht tiefer in das kutane Gewebe eindringt. Das entstehende Erythem mit Blasenbildung ist in seiner Intensität abhängig von der Expositionszeit. Bei häufig wiederholten Anwendungen können röntgenodermartige Zustände (Hyper- und Depigmentierungen, Teleangiektasien) entstehen.

Indikationen: Naevi flammei (S. 70), Morbus Darier. Bei chronischen Psoriasisherden oder Ekzemen kommt eine Anwendung von Thorium X heute kaum noch in Frage.

Wegen der gleichzeitigen Emission von Gammastrahlen ist eine sorgfältige Beachtung des Strahlenschutzes für Patient und Arzt erforderlich.

Die Anwendung von Thorium X ist wegen der erforderlichen staatlichen Genehmigung praktisch nur Kliniken vorbehalten (Erste Strahlenschutzverordnung vom 15. Oktober 1965, S. 163).

Betastrahler

Die Strahlung dringt nur sehr oberflächlich in die Haut ein (einige Millimeter).

Phosphor (P^{32}) besitzt eine GHWT von 1,2 mm und eine Halbwertszeit von etwa 14 Tagen.

Strontium (Sr^{90}) emittiert ebenfalls Betastrahlen und es entsteht dabei Yttrium (Y^{90}). Die GHWT von diesem Präparat ist 1,6 mm. Die Halbwertszeit von Strontium beträgt etwa 20 Jahre. P^{32} und Y^{90} können in Löschpapier getränkt werden und in Plastikfalze eingeschweißt für Oberflächentherapie von der Fa. Radium-Chemie, Frankfurt/Main, oder als plastiküberzogene Folie von der Fa. Buchler und Co., Braunschweig, bezogen werden. Auch in Form von Sr^{90}-Y^{90}-Trägern („geschlossene" Betastrahler) können sie von der Fa. Buchler und Co., Braunschweig, oder als Sr^{90}-Y^{90}-Applikatoren von der Fa. Dr. Uhlhorn und Co., Wiesbaden-Biebrich, zur Kontakttherapie in der Behandlung oberflächlicher Hauttumoren bezogen werden. Die Halbwertszeit von Yttrium beträgt nur 2,6 Tage. Es ist wichtig zu erwähnen, daß die Strontium-Präparate nur Elektronen des Yttrium ausstrahlen, die weichere Betastrahlung von Strontium-90 wird ausgefiltert (0,1 mm Nickelfilter).

Indikationen: Oberflächliche kavernöse Hämangiome, Basaliome, spinozelluläre Karzinome.

Auch hier sorgfältige Beachtung der *Strahlenschutzmaßnahmen* (Erste Strahlenschutzverordnung!). Gefahr: Inkorporierung vor allem im Knochengewebe (Strontium!), lange biologische Halbwertszeit, γ-Komponente! Daher ist in jedem Falle *umschlossenen Betastrahlern* der Vorzug zu geben.

II. Allgemeine Strahlenbiologie

Die Strahlenbiologie ist nicht nur für die Grundlagenforschung von Interesse, sondern muß als eine wichtige Grundlage für eine Weiterentwicklung der Strahlentherapie angesehen werden. Nicht nur neue Strahlen können aufgrund der Ergebnisse der allgemeinen Strahlenbiologie erprobt, sondern zellkinetische Studien, Sensibilisatoren und Schutzsubstanzen können entdeckt und angewandt werden. Erkenntnisse der allgemeinen Strahlenbiologie dienen auch als Grundlagen für den Strahlenschutz.

1. Physikalische Primärwirkungen

Als strahlenbiologische Primärereignisse stehen physikalische Vorgänge wie *Anregung* und *Ionisationsvorgänge* im Vordergrund (S. 4). Nach Bestrahlung mit ionisierenden Strahlen (Röntgenstrahlen) überwiegt als Primärvorgang die *Ionisation*.

Chemische Wirkungen

Biologisch sehr aktive Strahlenprodukte sind *Radiolyse-Produkte des Wassers*, reduzierend und oxydierend wirkende freie *Radikale* H' und OH' bzw. H_2O_2 und andere Peroxyde, die chemisch und biochemisch aktiv sind. Bei ihrem Entstehungsvorgang ist molekularer Sauerstoff wichtig; je mehr O_2 um so mehr H_2O_2! (Fritz-Niggli, 1959).

Wirkungen auf Proteine Röntgenstrahlen können Konfigurationsveränderungen an Proteinen bewirken. Ein wesentlicher Angriffspunkt sind Sulfhydrilgruppen. Die dazu notwendigen Strahlendosen liegen aber bei mehreren 1000 rd.

Aminosäuren Pharmakologisch aktive Substanzen werden frei gesetzt (z. B. mit histaminähnlichem Effekt). Auch diese treten nur bei ähnlich hohen Dosen auf.

Nukleinsäuren Röntgenbestrahlung kann Brüche in den Ketten der Doppelhelix (Einstrang- und Doppelstrangbrüche), welche als Matrize für polymerisierende Enzyme der DNS- und RNS-Synthese dienen, verursachen. Es wird heute allgemein angenommen, daß diese Schäden die wesentlichen Ursachen der zellulären Strahlenwirkungen sind (Übersichtsliteratur bei Streffer, 1969).

2. Biologische Strahlenwirkungen

Direkte Strahlenwirkungen

Direkte Strahlenwirkungen sind dadurch gekennzeichnet, daß biologisch wichtige Moleküle (Nukleinsäuren, Proteine usw.) durch die Vorgänge der Ionisation und Anregung direkt verändert werden.

Im Gewebe ist vor allem die Zahl der erzeugten Ionen, d. h. die Ionisation für das Zustandekommen biologischer Strahlenwirkungen verantwortlich zu machen. Die *Treffertheorie* geht von der Annahme *direkter* Strahlenwirkungen auf biologisch empfindliche Bereiche (beispielsweise Chromosomen) aus. Direktwirkungen wären beispielsweise Genveränderungen mit Mutationen.

Indirekte Strahlenwirkungen

Von indirekten Strahlenwirkungen spricht man, wenn radiochemische Veränderungen des umgebenden Mediums durch z. B. toxische Zwischenprodukte chemische Änderungen biologisch wichtiger Substanzen hervorrufen.

Die *Theorie des indirekten Treffers* (Theorie der indirekten Strahlenwirkungen) besagt, daß eine biologische Einheit dann eine strahlenbedingte Veränderung durchmacht, wenn der empfindliche Bereich durch die Einwirkung eines in der Umgebung durch Bestrahlung gebildeten Energieträgers getroffen wird. Diese Theorie erklärt Strahlenwirkungen *indirekt über* die Bildung reaktionsfähiger *Radikale*.

Wirkungen auf Chromosomen

Bereits kleinste Dosen (wenige rd) können irreversible *Chromosomenbrüche* und dadurch *Chromosomenaberrationen* verursachen. Solche Chromosomenveränderungen können durch Chromosomenanalysen im peripheren Blut strahlenexponierter Menschen festgestellt werden.

Wirkungen auf Zellen

Röntgenstrahlung kann Zellen direkt abtöten. Dieser Effekt findet nur bei Dosen über 10000 R statt. Eine Ausnahme bilden Lymphocyten. Röntgenstrahlen können jedoch schon in geringen Dosen die Vermehrung von Zellen hemmen. Neben der reversiblen Hemmung des Mitosevorganges ist in erster Linie die irreversible Blockierung der unbegrenzten Vermehrungsfähigkeit (Inaktivierung) der entscheidende Faktor für die Pathogenese der Strahlenwirkungen. Alle Säugetierzellen werden nach gleichen Dosiseffektkurven inaktiviert (beispielsweise inaktiviert eine Dosis von 200 R ca. 50%, eine Dosis von 1000 R über 99%; Übersicht: Hug und Trott, 1970; Trott, 1972).

Embryonale Schädigungen

Röntgenstrahlen können Mißbildungen verursachen. Die Wahrscheinlichkeit dafür hängt von der Dosis (kleinste Dosen!) und der jeweiligen Entwicklungsphase ab. Strahlensensible Perioden beim Menschen sind die ersten zwei Monate nach der Befruchtung bis zum Abschluß der Organogenese. Beim Menschen ist das Risiko einer Mißbildung bereits nach Strahlendosen von 10—20 rd nicht mehr vernachlässigbar erhöht.

Kanzerogene Wirkungen

Beim Menschen ist es erwiesen, daß das Risiko an Leukämie oder einer anderen bösartigen Krankheit zu erkranken, in Abhängigkeit von der Dosis erhöht ist. Es gibt keinen sicheren Hinweis dafür, daß eine Schwellendosis existiert, unterhalb der man nicht mehr mit einer Erhöhung des Risikos rechnen muß.

Genetische Wirkungen

Röntgenstrahlung erhöht die Mutationsraten in Abhängigkeit von der Dosis. Die Mutationsraten sind abhängig ferner von LET (s. S. 59) und von der zeitlichen Verteilung der Dosis. Eine Strahlendosis auf die Gonaden von 30 rd verdoppelt die spontane Mutationsrate. Weil *keine Schwellendosen* für genetische Schädigung bekannt sind, und bereits kleinste Dosen schädigen, ist es auch für den Dermatoröntgentherapeuten wichtig, im generationsfähigen Alter oder davor die Gonaden mit einer Bleigummiplatte zu schützen (S. 164).

3. Abhängigkeit der Strahlenwirkungen

1 Abhängigkeit von der Dosis

Die Strahlenwirkung ist abhängig von der Dosis der einmaligen Bestrahlung oder der Einzelfraktionen.

2 Sauerstoffeffekt

Die Schädigung im Gewebe durch Röntgenstrahlen erhöht sich mit der Konzentration von molekularem Sauerstoff in der Zelle, während Hypoxie die Wirkung von Strahlen reduziert.

Als Maß des Sauerstoffeffektes wurde der Begriff *Sauerstoffverstärkungsfaktor* gewählt (= *Oxygen Enhancement Ratio, OER*. Dieser gibt das Verhältnis der Strahlendosen an, die benötigt werden, um den gleichen Effekt in sauerstofffreien und sauerstoffreichen Zellen zu erzielen. Er beträgt für Röntgenstrahlen 2,5—3,0.

OER ist abhängig von *LET* (Linear Energy Transfer). Diese bezeichnet man als pro Wegstrecke der Bahn von einem elektrisch geladenen Teilchen an die Materie abgegebene Energie, einfacher formuliert, die Energieabgabe auf einer Wegstrecke (keV/μ).

Strahlen mit niedriger LET: Große OER.
Strahlen mit hoher LET: Kleine OER.

3 Abhängigkeit von LET

Biologische Strahlenwirkungen sind auch von der linearen Energieübertragung (LET) bzw. von der jeweiligen Strahlen*art* (S. 14) abhängig.

Für die Dermatoröntgentherapie ist es wichtig, daß die biologische Wirkung von Röntgenstrahlungen im Qualitätsbereich von 50—200 kV und sogar solche bis darunter zu 10 kV praktisch gleich ist, wenn die annähernd homogene Durchstrahlung des Erfolgsorgans gewährleistet ist.

4 Abhängigkeit vom Zeitfaktor

Zellen können sich bei fraktionierter Bestrahlung von einem subletalen Strahlenschaden erholen, so daß bei fraktionierter Bestrahlung der Effekt geringer ist als bei einer Einzeitbestrahlung der gleichen Dosis. Diese Erholung ist nach spätestens 24 Std komplett (Übersichtsliteratur bei Hug und Kellerer, 1966).

5 Abhängigkeit von biologisch-klinischen Faktoren

Einfluß der Durchblutung. Eine erhöhte Durchblutung steigert die Empfindlichkeit, während eine Blutleere der Haut (z. B. durch Kompression) eine Herabsetzung der Strahlenempfindlichkeit zur Folge hat (s. O_2-Effekt!).

Sensibilisatoren (z. B. Actinomycin D) oder *Schutzstoffe* (z. B. Cystein) steigern die Strahlenempfindlichkeit oder setzen sie herab (Übersicht bei Franke, 1972; Wiskemann, 1972). Diese Substanzen spielen z. Z. in der Praxis kaum eine Rolle.

Unterschiede im *Differenzierungsgrad* des zu bestrahlenden Gewebes.

Unterschiede je nach *Lokalisation*. So sind Leistenregion, Achselhöhlen und die Analfalten empfindlicher als Thorax, Abdomen oder Gesicht.

Temperaturerhöhung bewirkt eine stärkere Strahlensensibilität.

Stoffwechselsteigerung bewirkt eine Steigerung der Strahlensensibilität.

Stoffwechselerkrankungen. Die Empfindlichkeit der Haut ist erhöht beispielsweise bei Patienten mit Diabetes mellitus oder Gicht oder nach Gabe von Medikamenten, wie z. B. Jod!

Konstitutionelle Bedingungen.

Alter. Mit fortschreitendem Alter nimmt die Strahlenempfindlichkeit ab.

Zusammenfassend läßt sich aus dem bisher Gesagten folgern, daß Strahlenwirkungen abhängig sind von der Dosis, der zeitlichen und räumlichen Verteilung der Dosis, der Qualität der Strahlen (LET-Abhängigkeit) und vom anwesenden Sauerstoff.

Allgemeine biologische Faktoren wie Konstitution, Körpergegend (Lokalisation), Schleimhäute, Alter des Bestrahlten, Stoffwechselerkrankungen, Verabreichung bestimmter Medikamente, Überempfindlichkeit gegen Röntgenstrahlung, Temperatur und Blutfülle der bestrahlten Hautstelle beeinflussen gleichfalls die Strahlenwirkungen an der Haut.

III. Röntgentherapie von Hautgeschwülsten (Allgemeine Gesichtspunkte)

Indikationsstellung zur Röntgentherapie von Hauttumoren

Bei gutartigen Tumoren spielen bei der Auswahl der therapeutischen Methode oft kosmetische Gesichtspunkte eine wichtige Rolle. Dagegen ist die Entscheidung bei bösartigen Geschwülsten stets zugunsten der Methode mit der besten Heilungsaussicht zu treffen. Hierbei kommen Röntgenweichstrahlen in spezieller Indikation als ausgezeichnete therapeutische Maßnahme in Betracht. Mit Ausnahme der speziellen Indikationsstellungen für chirurgisches oder chemo-chirurgisches Vorgehen ist die Bestrahlungstherapie bei bösartigen Tumoren, welche in ihrem Durchmesser größer sind als 1 cm, vorzuziehen. Besonders geeignet ist die Bestrahlungstherapie für Tumoren im Gesichtsbereich, wo ein chirurgisches Vorgehen zu einer sichtbaren Entstellung führen würde. Dieses ist speziell der Fall im Bereich von Nase, Lippen und Augenlidern. Jedes operative Vorgehen führt zwangsweise zu einer Narbenbildung. Wenn also die erforderliche Röntgendosis entsprechend niedrig gehalten werden kann, sollte man sich zur Röntgentherapie entschließen. Dabei soll nicht unerwähnt bleiben, daß kosmetische Schäden im Bestrahlungsfeld häufig erst nach mehreren Jahren sichtbar werden. Zusätzlich hängt ihre Entstehung auch von der *Lokalisation* ab. So reagiert beispielsweise die Haut am Stamm empfindlicher als im Bereich des Gesichtes. Die Auswahl der optimalen Dosis ist neben anderen Faktoren (Art des Tumors, Feldgröße usw.) abhängig von der Zeitdauer, in welcher diese verabreicht wird (Fraktionierung!). Rezidive von bösartigen Hauttumoren treten in unterschiedlicher Häufigkeit auf, je nachdem, ob die eingestrahlte Dosis *auf einmal oder fraktioniert* an den betreffenden Herd herangebracht wurde. Es soll also ein optimales Zeit-Dosis-Verhältnis aufgestellt werden unter Berücksichtigung der zur Beseitigung eines malignen Tumors notwendigen Gesamtdosis und der Heilungsverhältnisse im Tumorbett. Deshalb ist fraktionierte Behandlung einer Einzeitbestrahlung stets vorzuziehen.

Bei der *Indikationsstellung* zur Dermatoröntgentherapie von gutartigen und bösartigen Hautgeschwülsten sollten folgende *Vorteile* dieser Methode berücksichtigt werden:

1. Mit Ausnahme des zerstörten Tumorgewebes wird kein „Gewebsdefekt" hervorgerufen. An anatomisch besonders wichtigen Lokalisationen (beispielsweise Augenlider, Nasenspitze usw.) ist Gewebserhaltung besonders wünschenswert. Diese Gewebspartien eignen sich besonders zur Bestrahlungstherapie.

2. Wenn das Bestrahlungsfeld groß genug gewählt wurde, werden mit der Röntgenbestrahlung auch klinisch nicht sichtbare Tumorbestandteile zerstört. Im allgemeinen wählt man vom sichtbaren Rand eines malignen Tumors (z.B. Basaliom oder spinozelluläres Karzinom) einen Sicherheitsabstand von 5,0 bis 10,0 mm bis zum Rand des Bestrahlungsfeldes.

3. Die psychologische Belastung besonders älterer Patienten ist bei Dermatoröntgentherapie klein. Nicht jeder ältere Patient entschließt sich gern zu einem operativen Eingriff.

4. Abgesehen von geringen Beschwerden während der Radiodermatitis („Erosivreaktion") ist die Methode schmerzlos.

5. Der Patient kann während der Bestrahlungsbehandlung im allgemeinen seiner gewohnten Tätigkeit nachgehen. Eine klinische Behandlung ist meist nicht notwendig.

6. Weitere therapeutische Maßnahmen (plastische Deckung usw.) sind im allgemeinen nicht nötig.

7. Wichtige Organe wie Augen usw. können während der Bestrahlungsbehandlung abgedeckt werden.

8. Die Bestrahlungstherapie von Hautgeschwülsten beeinträchtigt zumeist den Allgemeinzustand des Patienten nicht wesentlich.

Bösartige Hauttumoren (z.B. Basaliome und spinozelluläre Karzinome), welche mehr als 1,0 cm Durchmesser aufweisen, sollten nach Abwägung anderer therapeutischer Maßnahmen der Dermatoröntgentherapie zugeführt werden (Kopf, 1971).

Bestrahlungstherapie sollte dagegen nur mit Vorsicht angewandt werden:

1. Wenn ein bösartiger Tumor einen Durchmesser von mehr als 8,0—10,0 cm hat.

2. Bei bösartigen Tumoren, welche über Knochen und Knorpel liegen (z.B. Handrücken, Fußrücken) und in diese hineinwachsen.

3. Bei jüngeren Patienten, besonders, wenn ein maligner Tumor in Genitalnähe sitzt. Jugendliches Alter von Patienten stellt eine relative Kontraindikation dar.

Unbedeutende Unannehmlichkeiten der Dermatoröntgentherapie von Tumoren, wie Haarausfall, leichte Verletzlichkeit des Bestrahlungsgebietes, Röntgenoderm besonders im Stammbereich, mehrere Konsultationen, Wetterempfindlichkeit des Bestrahlungsfeldes spielen als Nachteile keine wichtige Rolle. Sie können durch Wahl geeigneter Bestrahlungsbedingungen, einer optimalen Dosis in Abhängigkeit von der Lokalisation des Tumors und entsprechender örtlicher Behandlung des bestrahlten Areals vermieden oder reduziert werden. Eine bleibende Schädigung wichtiger Organe, wie z. B. Augenlinse, kann bei Beherrschung der Technik vermieden werden.

Auch andere wichtigere *Komplikationen der Dermatoröntgentherapie von Hauttumoren* sollten hier erwähnt werden, wenngleich sie in den meisten Fällen vermeidbar sind:

1. *Röntgenulzerationen* — spontan oder posttraumatisch — Monate oder Jahre nach der Bestrahlung (*Kombinationsschaden*, vgl. S. 49).

2. Bei Nichtberücksichtigung der Lokalisation (Fußrücken, Handrücken usw.) unmittelbar post radiationem auftretende schmerzhafte Ulzerationen (Radiodermatitis III. Grades, akutes Röntgenulkus) (Abb. 25), welche eine eventuelle plastische Deckung notwendig machen.

3. Radiodermatitis chronica (*Röntgenoderm*) (Abb. 32a und b). Das Röntgenoderm entwickelt sich Jahre bis Jahrzehnte nach der Bestrahlung (vgl. hierzu S. 47). Kennzeichen für das Röntgenoderm ist eine atrophische Haut mit Verlust der Anhangsgebilde, Störungen der Pigmentbildung (Hyper- und Depigmentierungen) und Teleangiektasiebildung. Auf dem Boden eines Röntgenoderms können Röntgenulcus, Präkanzerosen oder ein Röntgenkarzinom als weitere Komplikationen entstehen.

4. *Verzögerte Rückbildung des Tumors nach ausreichender Röntgentherapie.* Gewisse Basaliome benötigen längere Zeit bis zur kompletten klinischen Rückbildung. Auch die histologische Untersuchung hilft in diesen Fällen nicht weiter. Der histologische Nachweis von Tumorzellkomplexen bedeutet nämlich zu diesem Zeitpunkt nicht, daß diese Tumorzellkomplexe noch vital sind und sich nicht doch noch zurückbilden. Unter Berücksichtigung dieser Tatsache ist es empfehlenswert, 6—9 Monate abzuwarten, bevor der Tumor als radioresistent bezeichnet werden kann, vorausgesetzt, daß eine volle Tumordosis unter entsprechender Bedingung eingestrahlt wurde.

Eine weitere Komplikation stellt die post radiationem entstehende *conjunctivale Leukoplakie* dar. Glücklicherweise zeigen diese Herde histologisch nur eine Hyperkeratose mit einem benignen, verhornenden Epithel.

5. *Pseudorezidive.* Diese sind verruciforme oder kleinknotige Neubildungen, unmittelbar nach der Bestrahlung. Sie verschwinden später spontan (ausführlich S. 105).

6. *Komedonenreaktion.* Diese tritt bei intensiveren Bestrahlungen am Bestrahlungsfeldrand auf. Die Komedonenreaktion soll möglicherweise durch den Tubusdruck bei einem seborrhoischen Hauttyp verursacht werden. Sie kann nicht nur bei nahbestrahlten Hauttumoren, sondern auch nach Weichstrahltherapie auftreten. Nach monatelangem Bestehen bildet sie sich schließlich zurück.

Praktisches Vorgehen bei Röntgentherapie von bösartigen Hautgeschwülsten

Aufstellung des Bestrahlungsplanes

1 Genaue Anamnese z. B. frühere Bestrahlungen. Exakte Befunderhebung (Inspektion, Palpation, Skizze, evtl. Photo u. a.)

2 Histologische Untersuchung nach Probeexzision aus dem Tumor. *Keine Bestrahlung ohne vorherige mikroskopische Bestimmung des feingeweblichen Bildes!* Selbst die einfach erscheinende Basaliomdiagnose ist mit 10—15% Fehldiagnosen behaftet!

3 Feldgröße (vgl. auch S. 29) Die Größe des Bestrahlungsfeldes wird oft unterschätzt. Mit einem Markierungsstift ca. 5,0—10,0 mm über dem sichtbaren Rand des malignen Tumors die Tumorbegrenzung auf der Haut kennzeichnen! Bei benignen Tumoren kann die „Sicherheitszone" selbstverständlich kleiner bemessen werden. Soweit die Begrenzung des Bestrahlungsfeldes durch einen runden Tubus nicht möglich ist, wird die feinere Feldeinstellung mit Hilfe einer entsprechend ausgeschnittenen Bleischablone (0,5—1,0 mm dick) durchgeführt. Um unerwünschte Sekundärstrahlung zu vermeiden, kann diese Bleischablone mit Bleipflaster überzogen werden. Wenn ein Tubus benutzt wird, soll sein größter Durchmesser etwas größer sein als der größte Durchmesser des Ausschnittes der Bleischablone.

Schilddrüse und *Gonaden* sollen mit Bleigummiplatten geschützt werden (für weitere Informationen bezüglich Strahlenschutz sei auf S. 163 hingewiesen).

Wenn ein Hautareal mit einer dünnen Gewebeschicht bestrahlt wird, wie beispielsweise Augenlider, Nasenflügel, Lippen oder Ohrmuscheln, soll eine Bleiplatte an der Rückseite des Bestrahlungsfeldes plaziert sein, um eine unerwünschte Strahlenreaktion beispielsweise in den kontralateralen Bereich zu verhindern. Abb. 26 und 27 (s. S. 65) zeigen die Bestrahlungstechnik des Augenlides. Mit Hilfe von Bleischalen (Bleischalen der Fa. A. D. Müller & Söhne, Wiesbaden, Taunusstr. 44, Abb. 25, s. S. 65) kann der Bulbus geschützt werden. Auf Säuberung und vorsichtiges Einlegen der Bleischalen soll geachtet werden, damit keine Komplikationen (Konjunktivitis, Keratitis) auftreten. Die Bleischablone kann bei fraktionierter Bestrahlung an das Bestrahlungsprotokoll in einem Umschlag angeheftet werden, da sie wieder verwendbar ist.

Bei großflächigen Tumoren mit einer serpiginösen oder unregelmäßigen Abgrenzung kann das Bestrahlungsfeld mit dick angerührtem Bariumbreisulfat von

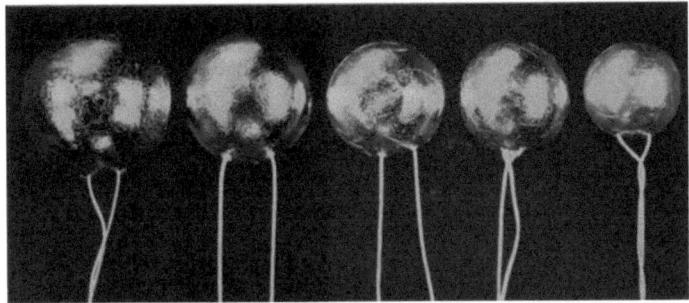

Abb. 25. Blei-Augenschutzschalen mit doppelläufigem Halterungsfaden zum besseren Einlegen und Entfernen in den Bindehautsack. (Nach W. Knierer und C. G. Schirren; Schirren, C. G., 1959)

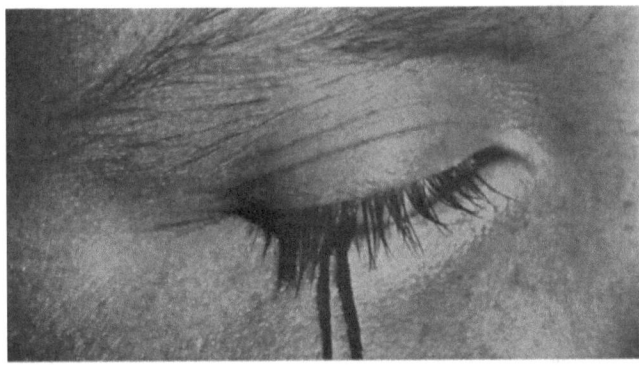

Abb. 26. Eingelegte Augenschutzschale. Der Halterungsfaden liegt über dem Unterlid. (Entnommen aus Handbuch der Haut- und Geschlechtskrankheiten, Ergänzungswerk, Bd. V/2, 1959, S. 380)

der gesunden Umgebung getrennt werden (2,0—2,5 mm dick). Die weitere Peripherieabdeckung kann mit Bleigummi erfolgen.

4 Strahlenqualität Zur Charakterisierung der Strahlenqualität wurde der Begriff Halbwertschichtdicke (HWD) eingeführt (Näheres S. 16). Für die Praxis ist der Begriff Gewebehalbwerttiefe (GHWT), die an ein an einem gewebsäquivalenten Paraffin-Phantom ermittelt wurde, eingeführt worden (Näheres S. 24). Die Bedingungen der in der Dermatoröntgentherapie verwendeten Bestrahlungsmethoden stellen die Tabellen 3 und 4 dar. *Jeder Hauttumor soll unabhängig davon*

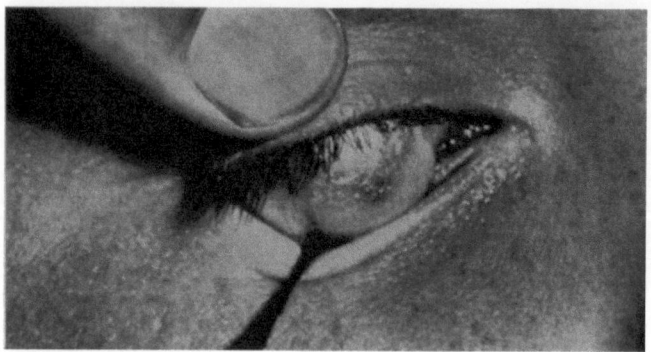

Abb. 27. Mühelose Entfernung der Augenschutzschalen durch leichten Zug am Halterungsfaden. (Entnommen aus Handbuch der Haut- und Geschlechtskrankheiten, Ergänzungswerk, Bd. V/2, 1959, S. 380)

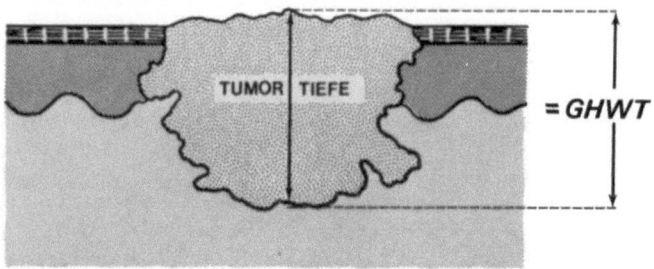

Abb. 28. Die geschätzte Tiefenausdehnung der Geschwulst sollte mit der GHWT der angewandten Strahlung übereinstimmen

ob er gutartig oder bösartig ist, so bestrahlt werden, daß die geschätzte Tiefenausdehnung der Geschwulst mit der GHWT der angewandten Strahlung übereinstimmt (s. Abb. 28). *Nur unter diesen Bedingungen wird eine optimale Bestrahlung eines Hauttumors erreicht.*

Die Bestrahlung eines auf oberflächliche Hautschichten beschränkten Hautkarzinoms unter Tiefentherapiebedingungen (GHWT bis 8,0 cm) muß aus strahlenökonomischen Gründen daher als falsch bezeichnet werden. Eine Übersicht über die in der Dermatoröntgentherapie üblichen technischen Bedingungen (Spannung, Vorfilterung, HWD und GHWT) gibt Tabelle 3 auf S. 35.

Dosis und Verabreichung Zur weiteren Information bezüglich der Definition, Dosisgröße u.a. sei auf S. 12 hingewiesen. Im folgenden werden die Dosen in R als Oberflächendosis (= Einfalldosis plus Streuzusatz) angegeben.

Die Höhe der Gesamtdosis hängt von dem jeweiligen Krankheitsbild ab. Es werden nur ungefähre Richtwerte angegeben, damit ein schematisches Vorgehen vermieden wird.

Die erwünschte Strahlenwirkung ist neben der Qualität der Strahlen von der Art der Dosisverteilung wesentlich abhängig.

Auf die *protrahierte* und *fraktionierte Dosisverabreichung* sowie auf den Elektivitätsfaktor wird auf S. 52 ausführlich eingegangen, ebenso wie auf die „Einzeitbestrahlung" (S. 91).

Es soll hier nur erwähnt werden, daß gelegentlich bei gutartigen Tumoren (Hämangiome, Induratio penis plastica, Keloide) die Bestrahlungspausen zwischen den einzelnen Bestrahlungen mehrere Wochen, ja Monate betragen können.

6 Wahl des Bestrahlungsverfahrens zur Behandlung von malignen Hauttumoren Weil bei einer optimalen strahlenökonomischen Bestrahlung von Hauttumoren eine Übereinstimmung mit der Tiefenausdehnung der Geschwulst mit der GHWT der angewandten Strahlung vorhanden sein soll, ist für die Wahl des Bestrahlungsverfahrens die geschätzte Tiefenausdehnung der Geschwulst ausschlaggebend. Daneben spielt natürlich die Flächenausdehnung des Tumors für die Auswahl der Bestrahlungsmethode eine Rolle.

In einzelnen Fällen stehen uns folgende Verfahren zur Verfügung:

1 Grenzstrahlentherapie Mit dieser Methode (ausführlich S. 36) können wegen der Intensitätsabnahme der mit niedriger Spannung (ca. 10 kV) erzeugten weichen Röntgenstrahlen im Gewebe nur epidermale oder oberflächliche subepidermale Veränderungen bestrahlt werden (bis etwa 0,8—1,0 mm).

Bezüglich der Dosierung ist man nicht immer kritisch mit Grenzstrahlen vorgegangen (beispielsweise bei Psoriasis wurden bis zu 30 000 R verabreicht). Man sollte jedoch versuchen, in jedem einzelnen Fall mit der geringsten Dosis auszukommen. Bei größeren Einzeldosen (über 1 000 R) und höheren Gesamtdosen ist auch bei Grenzstrahlen mit einer oberflächlichen Atrophie zu rechnen.

Die höhere Belastbarkeit der Weichstrahlröhre und ihre erhöhte Dosisleistung ermöglicht die Behandlung von flachen Tumoren, bei denen häufig eine höhere Einzeldosis zu verabreichen ist. Dies ist beispielsweise bei der Melanosis circumscripta praecancerosa (Dubreuilh) der Fall.

2 Weichstrahltherapie Dieses Verfahren (ausführlich S. 38) hat in der letzten Zeit in der Dermatoröntgentherapie immer mehr an Bedeutung gewonnen. Im Gegensatz zur Nahbestrahlung ist bei der Weichstrahltherapie die Bestrahlung von Hautgeschwülsten in allen Hautschichten *unabhängig von* der vorliegenden *Feldgröße* möglich. Weitere Vorteile dieses Verfahrens wurden auf S. 39 ausführlich dargestellt.

Die Gesamtdosen betragen bei der Weichstrahltherapie von bösartigen Hautgeschwülsten je nach Erosivreaktion und Tumorschwund 5000—10000 R, die im allgemeinen in Einzelfraktionen von 300—500 R verabreicht werden.

3 Nahbestrahlungstherapie Bezüglich der Definition, Charakteristica, der physikalisch-technischen Einzelheiten und der Apparaturen zur Nahbestrahlung sei auf S. 37 hingewiesen.

Bezüglich der Dosierung werden tägliche Einzeldosen von 300—500 R bis zu Gesamtdosen von 6000—10000 R (Tumorschwund!) als Richtwerte in der Tumortherapie angegeben. Zwischenschaltung von Beobachtungsintervallen von 7 bis 14 Tagen werden empfohlen.

4 Halbtiefentherapie Die in der sog. Halbtiefentherapie (ausführlich S. 40) verwendete Röntgenstrahlung wird unter technischen Bedingungen erzeugt, die in Tabelle 4 zusammengefaßt wurden.

Bei Einzeldosen von 200 R können Gesamtdosen von 3000—5000 R bei Feldern von 6×8 bis 8×10 cm Größe verabreicht werden.

5 Tiefentherapie Die Methode der Röntgentiefentherapie (ausführlich S. 41) spielt in der Behandlung von Hauttumoren keine Rolle und gehört zum Fachgebiet des Röntgenologen (GHWT 5,0—8,0 cm).

Behandlung der Erosivreaktion (Radiodermatitis acuta)

Die Behandlung der während der Bestrahlung auftretenden *Erosivreaktion* (Abb. 30) (akute Radiodermatitis) erfolgt mit antibioticahaltigen Salben (Albucid®-Vaseline 0,5—1,0%ig, Leukomycin-Salbe) und ist auf S. 48 ausführlich dargestellt. Auch das praktische Verhalten von Patienten während der Bestrahlung (Vermeiden von Lichtexposition usw.) wird andernorts ausführlich beschrieben (vgl. S. 48).

Beurteilung des Bestrahlungserfolges

Bei *bösartigen* Geschwülsten mit Ausnahme von malignen Melanomen, spricht man im allgemeinen 5 Jahre nach Abschluß der Bestrahlung bei Rezidivfreiheit von Heilung. Maligne Melanome müssen länger als 5 Jahre beobachtet werden. Wenn Rezidive auftreten, sind diese am häufigsten in den ersten 3 Monaten nach der Bestrahlung zu erwarten. Zur Nachkontrolle der Patienten gehören Inspektion und Palpation des Bestrahlungsfeldes und des regionären Lymphabflußgebietes. Fernmetastasen sollten ausgeschlossen werden.

Bei Beurteilung des Bestrahlungserfolges *gutartiger* Tumoren sollten vorwiegend kosmetische Gesichtspunkte berücksichtigt werden. Nebenwirkungen der Bestrahlungstherapie von Hauttumoren wie Atrophie, Hyper- und Depigmentierungen, Teleangiektasienbildung sollten vermieden werden.

IV. Röntgentherapie gutartiger Geschwülste der Haut

1. Tumoren der Blutgefäße

Hämangiome

Haemangioma planum (Naevi flammei, Naevi vinosi)

Bei Naevi flammei handelt es sich um angeborene oder in der frühen Kindheit sich entwickelnde rote bis dunkelblaurote, scharf begrenzte Flecke. Man unterscheidet zwischen:

1. Symmetrisch angeordneten Formen (Nasenwurzel, Nasenregion, Stirnmitte) und
2. Asymmetrisch angeordneten, die mit Mißbildungen (Sturge-Weber-Krabbe-Syndrom, von Hippel-Lindau-Syndrom, Klippel-Trenaunay-Parkes-Weber-Syndrom) einhergehen.

Im Gegensatz zu den symmetrisch-lokalisierten Naevi flammei, die sich in 70—80% der Fälle im Laufe der ersten Lebensmonate und Jahre spontan zurückbilden, ist die Prognose der asymmetrisch-lokalisierten hinsichtlich Spontanrückbildung schlecht.

Indikation Die Behandlung von Naevi flammei durch Röntgenstrahlen ist heute weitgehend verlassen, da die Erfolge alles andere als konstant und vielversprechend sind.

Bei einem asymmetrischen Naevus flammeus sollte zunächst eine evtl. vorhandene Mißbildung ausgeschlossen werden. Wegen der äußerst geringen Spontanrückbildungstendenz bei den asymmetrischen Formen des Naevus flammeus erscheint eine früh einsetzende Therapie angezeigt.

Strahlenqualität, Dosierung In Frage käme evtl. eine fraktionierte Behandlung mit Grenzstrahlen und Weichstrahlen (GHWT 0,6—1,0 mm) 2×100 bis 150 R an zwei aufeinanderfolgenden Tagen, später evtl. Wiederholung (Cave Pigmentverschiebungen!).

Therapieerfolg Es soll betont werden, daß es praktisch keine vollständige Beseitigung von Naevi flammei durch Röntgenstrahlentherapie gibt. Abblassungen sind gelegentlich zu erzielen. Oberstes Ziel sollte es sein, durch eine sehr zurückhaltend durchgeführte Strahlentherapie eine Besserung zu erzielen und nicht durch eine zu intensiv betriebene Strahlenbehandlung mit Spätveränderungen (Röntgenoderm) mehr zu schaden als zu nützen!

Therapeutische Empfehlung Abdecken mit Covermark®.

Thorium-X-Behandlung

Früher war die Thorium-X-Behandlung sehr beliebt. Es wurden in etwa 6wöchigen Abständen Pinselungen mit Thorium-X-Lack (2000 elektrostatische Einheiten Thorium X/ml) für 24—36 Std auf die betroffenen Hautareale verabreicht und danach mit Aceton oder Benzin entfernt. Mit 1,0 cm³ Lack kann man 100 bis 150 cm² Hautoberfläche behandeln. Längere Expositionszeiten sind wegen der kurzen Halbwertszeit (3,64 Tage) sinnlos. Weil es sich bei der Thorium-X-Behandlung nicht nur um einen *Alpha-Strahler*, sondern auch um einen *Gamma-Strahler* handelt, ist man heute mit der Anwendung sehr zurückhaltend, um Belastungen der Gonaden zu vermeiden! Thorium-X-Behandlung erfordert wegen des Strahlenschutzgesetzes eine staatliche Genehmigung und dürfte Kliniken vorbehalten bleiben.

Therapieerfolg Je nach Länge und Dauer kann akute Blasenbildung und später eine Hyper- und Depigmentierung mit poikilodermatischem Zustand allerdings ohne stärkere Atrophie entstehen. Bei frühem Behandlungsbeginn wurde über beachtenswerte Ergebnisse berichtet. Sonst gelten hier die gleichen Überlegungen hinsichtlich der Spätveränderungen (Röntgenoderm) wie bei der Röntgenbestrahlung der Naevi flammei.

Es gibt praktisch keine ausreichende Beseitigung des asymmetrischen Naevus flammeus durch Strahlentherapie, sei es durch Röntgenstrahlen, sei es durch Thorium-X-Behandlung. Ein totales Verschwinden unter höheren Röntgendosen wird durch das nach einigen Jahren erscheinende kosmetisch äußerst unbefriedigende Röntgenoderm eingetauscht. Andere therapeutische Methoden sollten daher den Vorrang verdienen!

Haemangioma cavernosum

Geschwulstartige, benigne Wucherungen von ektatischen Blutgefäßen mit aktiver Gefäßproliferation an Haut und Schleimhäuten, aber auch an anderen Organen, bezeichnet man als Hämangiome. Es handelt sich wahrscheinlich um Tumoren auf dem Boden einer embryonalen Fehlbildung. Sie können in den ersten Lebenstagen auftreten. Die kavernösen Hämangiome (Blutschwamm) sind hellrot oder hochrot erhabene, prall mit Blut gefüllte schwammartige Tumoren *(Haemangioma cavernosum cutaneum)*. Sie können sich in die Subcutis ausdehnen *(Haemangioma cavernosum cutaneum et subcutaneum)* oder auch nur subcutan gelegen sein *(Haemangioma cavernosum subcutaneum)*. Prädilektionsstelle ist der Kopfbereich.

Die *Indikation* zur Röntgenbestrahlung soll wegen spontaner Rückbildungsneigung streng gestellt werden. Die Regressionstendenz kutaner Formen ist wesentlich größer (60—70%) als die der subkutanen Varianten. Eine Röntgenbestrahlung sollte man daher nur bei rasch wachsenden größeren Hämangiomen durchführen, um die spontane Rückbildungstendenz anzuregen. Auf keinen Fall sollten Hämangiome unter Tumorbedingungen bestrahlt werden!

Aus folgenden Gründen sollte eine Röntgenbestrahlungstherapie jedoch bei schnellwachsenden Hämangiomen durchgeführt werden:

1. Mögliche kosmetische und funktionelle Beeinträchtigung durch Hämangiome im Gesicht.

2. Die spontane Rückbildungstendenz geht häufig, und besonders in intertriginösen oder Druck ausgesetzten Hautbereichen mit Spontanulzeration — verbunden mit einem kosmetisch ungünstigen Endresultat — einher.

3. Die Spontanrückbildung kann lange Zeit (bis mehrere Jahre) in Anspruch nehmen. Dies führt evtl. zu einer häufig irreversiblen Überdehnung des betreffenden Hautbereiches und kann später plastische Korrektur notwendig machen. Häufig drängen auch die Eltern auf ein therapeutisch aktives Vorgehen und wechseln solange den Arzt, bis sie einen finden, der möglicherweise keine adäquate Behandlung durchführt.

Strahlenqualität Weichstrahlqualitäten (29,0—50,0 kV; HWD 0,3—1,4 mm Al; FHA 15—30 cm) werden bevorzugt. Die GHWT sollte der Tiefenausdehnung des Hämangioms entsprechen, da bei inhomogener Durchstrahlung (zu kleiner GHWT) auch Wachstumsanregung beobachtet wurde!

Dosierung Die Einzeldosis kann bei einem Hämangiom bis zu 4,0 cm Durchmesser 150—300 R betragen. Gelegentlich genügen bereits 1—2 Bestrahlungen in etwa 6—8wöchigen Abständen. Als höchstzulässige Gesamtdosis hat sich etwa 1000—1500 R bewährt. Meistens genügen kleinere Gesamtdosen. Bei Rückbildungstendenz nach der ersten Bestrahlung sollten die Intervalle vergrößert werden (3—4 Monate).

Als Zeichen von *Rückbildung* tritt zunächst eine Abblassung des Rotfarbtons auf. Im weiteren Verlauf kommt es zu einer grauen Scheckung mit Volumenabnahme. Es empfiehlt sich bei Sitz von Hämangiomen über Knochen oder bei größeren Hämangiomen (Durchmesser größer als 4,0 cm) die *Einzeldosis* von 300 R *fraktioniert* (z. B. durch 6 × 50 R in täglichem Abstand) zu verabreichen, um eine Schonung des darunterliegenden Gewebes zu erreichen oder eine Ulzeration zu vermeiden. Wir bevorzugen eine Fraktionierung von etwa 3 × 100 R an drei aufeinanderfolgenden Tagen.

Wichtige Gesichtspunkte bei der Bestrahlung kavernöser Hämangiome

1. Bei der Strahlenbehandlung von kavernösen Hämangiomen sollte man eine wenig aktive Haltung einnehmen. Oft reichen regelmäßige Kontrollen und gute psychische Führung der Eltern aus.

2. Ab der 10.—12. Lebenswoche kann bestrahlt werden. Bei sehr rasch wachsenden Hämangiomen sollte keine Rücksicht auf das Lebensalter genommen werden.

3. Zwischen den einzelnen Bestrahlungen sollte ein ausreichend langes Intervall eingehalten werden, das die Beurteilung der Rückbildungstendenz erleichtert.

4. Bei tiefreichenden kutan-subkutanen Hämangiomen kann das Hämangiom durch eine Cellon-Scheibe von 1,0—2,0 mm Dicke komprimiert werden, um die GHWT zu verkleinern.

5. Bei rascher Wachstumstendenz von Hämangiomen sollte die Höhe der Einzeldosis niedriger gehalten sein und die beabsichtigte Dosis fraktioniert verabreicht werden (anstatt 300 R: 3 × 100 R oder 6 × 50 R). Dadurch sollen unerwünschte Ulzerationen vermieden werden.

6. Ulzerierte und thrombosierte Hämangiome sollten nicht bestrahlt werden. Ihre sekundäre Spontanrückbildungstendenz ist groß!

7. Besonderheiten der Lokalisation des Hämangioms beachten!

Vorgehen bei Bestrahlung von kavernösen Hämangiomen in besonderer Lokalisation

Bei kavernösen kutanen Hämangiomen über strahlenempfindlichen Organen, z. B. Knochenwachstumszonen (Epiphysenfugen), Kehlkopf, Thymus usw., sollte größte Zurückhaltung bei der Indikationsstellung geübt werden, um Entwicklungsschäden zu vermeiden.

Fontanellen Bei Sitz eines Hämangioms über noch nicht geschlossenen Fontanellen sollte eine Röntgenbestrahlung nicht durchgeführt werden. Falls eine Bestrahlungstherapie unumgänglich ist, sollte auch die Einzeldosis fraktioniert verabreicht werden.

Augenlider Bei Hämangiomen an Augenlidern sollte die Linse durch Einlegen von Bleiaugenschalen (vgl. S. 65) geschützt werden. Cornea und Conjunctiva können vor dem Einlegen der Bleischalen anaesthesiert werden (Vorgehen S. 99). Die Einzeldosen fraktioniert zu verabreichen, ist auch hier empfehlenswert.

Knochenwachstumszonen (Gelenk- und Epiphysennähe) Möglichst nicht in dieser Lokalisation bestrahlen! Falls Röntgentherapie dringend erforderlich, sollte man wissen, daß auch kavernöse Hämangiome als solche über derartigen Zonen zum Zurückbleiben der Knochenkerne führen können (Röntgenaufnahme *vor* Röntgenbestrahlung!).

Im Bereich von Gelenken soll man versuchen, mit Strahlenqualitäten mit GHWT von 0,6—1,0 mm auszukommen. Fraktionierung der Einzeldosen (z.B. 50 R Fraktionen) sind empfehlenswert.

Mamma, Thymus und Generationsorgane (Hoden, Ovarien) In diesen Bereichen sollte eine Röntgentherapie von Hämangiomen unterbleiben.

Therapieerfolg *Zusammenfassend* sollte noch einmal herausgestellt werden, daß bei gebotener Vorsicht der Indikationsstellung und schonender Behandlung (Beobachtung der Spontanheilungstendenz nach einer Bestrahlung) im Vergleich zu anderen therapeutischen Methoden gute Therapieerfolge bei Verwendung von weichen Röntgenstrahlen zu erreichen sind (Abb. 33a und b, s. S. 116).

Dies bedeutet nicht, daß jedes Hämangiom bestrahlt werden soll, aber auch nicht, daß keines mehr bestrahlt werden sollte. Bei jeder Therapieform sollte die große Spontanheilungstendenz kutaner kavernöser Hämangiome einberechnet und auch das kosmetische Endresultat bedacht werden.

Angiokeratoma Mibelli

Wenn eine Behandlung überhaupt notwendig erscheint, ist einer operativen Therapie (elektrochirurgische, Kryotherapie) der Vorzug zu geben. Sonst Grenzstrahlen.

Granuloma pediculatum

Eine Röntgenbehandlung des Granuloma pyogenicum kommt nicht in Frage, da bessere Behandlungsmethoden (chirurgische) zur Verfügung stehen.

Glomustumor (Angiomyoneurom)

Insgesamt spricht der Tumor nicht gut auf Röntgenstrahlen an. Vereinzelt sind Erfolge durch Röntgentherapie beschrieben worden (5 × 400 R mit einer GHWT von 7,0 mm; HWD 0,4 mm Al; FHA 30 cm).

Sarcoma idiopathicum multiplex haemorrhagicum (Kaposi)

Die Meinungen über die Wirksamkeit von Röntgenstrahlen bei dieser Erkrankung sind nicht einheitlich. Bei frühzeitigem Beginn soll die Strahlentherapie günstige Resultate erbringen.

Strahlenqualität Bei Weichstrahlentherapie sollte die GHWT der Tiefenausdehnung der einzelnen Herde entsprechen.

Dosierung Einzeldosen von 200—300 R bis zu einer Gesamtdosis von 2000 bis 3000 R.

Therapieerfolg Von 94 Patienten konnte bei 35 % eine komplette Remission erzielt werden (Literatur bei Storck *et al.*, 1972). Vor langfristigen Prognosen muß jedoch wegen der bekannten Rezidivneigung (sogar nach 8—10 Jahren) gewarnt werden.

2. Tumoren der Lymphgefäße

Lymphangiome

Lymphangiome sind gutartige Tumoren, histologisch aufgebaut aus erweiterten Lymphgefäßen, gelegentlich mit vaskulären Elementen gemischt (Lymphohämangiome). Lymphangiome werden viel weniger häufig beobachtet als Hämangiome, deshalb sind Berichte über strahlentherapeutische Ergebnisse auch seltener.

Die oberflächlichen *circumscripten* Formen (Lymphangioma circumscriptum cysticum) bestehen aus diskreten, hellen durchscheinenden bläschenähnlichen Elementen. Sie sitzen gerne auf der Zunge, den Extremitäten und am Rumpf.

Die *kavernösen* Formen (Lymphangioma cavernosum subcutaneum) sind tiefer und größer und führen oft zu großen, ganze Körperpartien einnehmenden Tumoren. Beide Formen erscheinen von der Geburt an oder in der frühen Kindheit und zeigen keine Spontaninvolution, gelegentlich sogar erhebliche Größenzunahme.

Technisches Vorgehen Da Lymphangiome im allgemeinen keine größere Wachstumstendenz besitzen, ist ihre Strahlenempfindlichkeit gegenüber den Hämangiomen vergleichsweise sehr gering. Manche Autoren sprechen sogar von Strahlenresistenz. Die kavernösen subkutanen Formen sollen etwas besser reagieren als die oberflächlichen. Bei den oberflächlichen Formen wurde früher über Erfolge mit Beta-Strahlen oder Radiumspickungen berichtet (Cipollero und Crossland, 1967).

Strahlenqualität Wenn es gelingt, die Dosis auch an die tieferen Anteile eines kavernösen Lymphangioms ohne Schädigung der Umgebung heranzubringen, kann die Röntgentherapie bei diesen Formen versucht werden, wenn operative Entfernung nicht möglich ist. Dann gelten hinsichtlich der Bestrahlungstechnik, Strahlenqualität und des frühzeitigen Beginns der Röntgentherapie die gleichen Grundsätze wie bei der Strahlenbehandlung von Hämangiomen. *Weichstrahlqualitäten* werden bevorzugt (HWD 0,2—1,4 Al; FHA 15—30 cm; GHWT 3,0—18,0). Die GHWT der verwendeten Strahlung muß mit der geschätzten Tiefenausdehnung des Tumors übereinstimmen. Wenn keine Sicherheit dafür gewährleistet ist, kommt eine Bestrahlung mit *schnellen Elektronen* in Frage.

Dosierung Etwas höhere Einzeldosen als bei Hämangiomen sind erforderlich (3—4mal 200—300 R). Die zeitlichen Intervalle zwischen den einzelnen Bestrahlungen sollen kürzer gehalten werden als bei der Röntgenbestrahlung von Hämangiomen. Vermeidung von Röntgenspätveränderungen ist zu berücksichtigen.

Mit der Elektronenschleuder (Betatron®) wird eine Dosierung von 3—4mal 300 R in täglicher Dosierung empfohlen (Bode, 1970).

Therapieerfolg Obwohl eine Behandlung der circumscripten und kavernösen Lymphangiome mit Röntgenstrahlen nicht allgemein empfohlen werden kann, kann eine Versuch unternommen werden. Bei fehlender oder mangelhafter Reaktion auf 1—1,5 HED wird man von einer weiteren Strahlentherapie absehen und anderen Therapiemaßnahmen den Vorzug geben.

Unter Elektronenbestrahlung (Betatron®) kavernöser Lymphangiome wurden gute Resultate gesehen.

Insgesamt führt die Röntgenstrahlenbehandlung von Lymphangiomen zu wenig befriedigenden Ergebnissen.

3. Tumoren des Bindegewebes

Fibrom (Dermatofibrom, Fibrome en pastille, Nodulus cutaneus)

Keine Indikation für Dermatoröntgentherapie.

Keloide

Es besteht Übereinstimmung darüber, daß alleinige Dermatoröntgentherapie, kombinierte chirurgisch-röntgentherapeutische Maßnahmen sowie intraläsionale Injektionsbehandlung mit Glucocorticoiden mit und ohne vorherige chirurgische Maßnahmen zur Behandlung von Keloiden in Frage kommen.

Die therapeutische Wirkung von Röntgenstrahlen ist bei Narbenkeloiden und Spontankeloiden gleich: Insofern erübrigt sich eine getrennte Besprechung dieser beiden Typen. Wichtig ist die diagnostische Abgrenzung hypertrophischer Narben, welche sich spontan zurückbilden.

Die Ansprechbarkeit von Keloiden auf Röntgenstrahlen hängt wesentlich von deren Alter ab. Junge, schnellwachsende Keloide bilden sich relativ gut unter Röntgenbestrahlung zurück. Die besten Erfolge durch Dermatoröntgentherapie sind in den ersten 6 Monaten nach Auftreten zu erzielen.

1 Alleinige Röntgenbestrahlung

Kleine Keloide

Die Bestandsdauer bestimmt die *Indikationsstellung*. Sind Keloide älter als 6 Monate, so ist ihre Empfindlichkeit auf Röntgenstrahlen gewöhnlich geringer. Nach einer Bestandsdauer von 2 Jahren und mehr sind sie gewöhnlich weitgehend resistent gegenüber Röntgenstrahlen.

Strahlenqualität Die GHWT sollte mit der Dicke des Keloids in Übereinstimmung stehen. Die Feldgröße entspricht der Keloidausdehnung.

Dosierung Die Gesamtdosis soll 1 200—1 600 R betragen. In besonderen Fällen können bis 2 500 R verabfolgt werden, wobei man sich aber über mögliche Spätveränderungen im klaren sein sollte. Man verabreicht gewöhnlich Einzeldosen von 400—500 R in 4wöchigen Abständen. Spricht ein Keloid nach 2—4mal 400 R mangelhaft an, erscheint eine Fortsetzung der Röntgentherapie wenig sinnvoll, denn erfahrungsgemäß führen dann auch höhere Gesamtdosen nicht zu einem befriedigenderen Resultat.

Großflächige Keloide

Für die alleinige Röntgenbestrahlung großflächiger Keloide gilt grundsätzlich das gleiche Vorgehen. Hier werden jedoch die Einzeldosen niedriger fraktioniert

(z. B. Einzelfraktionen von 200 R) verabreicht. Bei Keloiden über Knochenwachstumszonen sind weichere Strahlenqualitäten und niedrige Fraktionierung der Einzeldosis anzuwenden, falls nicht anderen Therapieverfahren der Vorzug gegeben werden kann.

Therapieerfolg Bei jungen, kleineren Keloiden ist alleinige fraktionierte Weichstrahltherapie oft erfolgreich. Neben der Bestandsdauer muß auch die Größe des Keloids bei der Indikationsstellung berücksichtigt werden. Kleinere Keloide, solche die nach operativen Eingriffen auftreten, sprechen — in 80% der Fälle — gut auf diese Therapie an. Dagegen führt die Röntgenbestrahlung größerer Keloide nur in etwa 50% der Fälle zu befriedigenden Ergebnissen.

2 Röntgenbestrahlung nach operativer Entfernung in Kombination mit Glucocorticoidtherapie

Ist ein Keloid älter als etwa 6 Monate oder die Ausdehnung großflächiger, eignet es sich weniger für alleinige Dermatoröntgentherapie (Übersicht bei Schirren, 1959). Dann ist die *Indikation* zur operativen Therapie (Exzision) und anschließende Röntgenbestrahlung gegeben. Diese Röntgennachbestrahlung sollte aber nur dann vorgenommen werden, wenn im operativen Bereich eine neue Keloidbildung beginnt, d. h. nach vollendeter Wundheilung. Es ist zweifelhaft, ob eine *prophylaktische* Röntgentherapie im Operationsgebiet sofort im Anschluß an das Ziehen der Fäden eine Keloidbildung verhindert (Übersicht bei Cipollero und Crossland, 1967; Grover, 1965). Trotzdem wird auch dieses Verfahren heute manchenorts geübt.

Die kombinierte intraläsionale Injektionstherapie mit Glucocorticoiden und Hyaluronidase sowie anschließende Radiotherapie ist nach Meinung von mehreren Autoren die Methode der Wahl, aber auch hier sind die Erfolge nur bei frischen Keloiden (größere Zellteilungsaktivität der Bindegewebszellen) zu erzielen. Bei der Injektionstherapie wird beispielsweise Triamcinolon 10—20 mg in Kristallsuspension, verdünnt mit Scandicain® im Verhältnis Triamcinolon zu Scandicain: 1:3—4 intraläsional injiziert.

Technisches Vorgehen Es ist notwendig, daß die gesunde Umgebung mit Bleifolien bis zum Keloidrand sorgfältig abgedeckt wird. Hinsichtlich der *Strahlenqualität* gelten die üblichen strahlenökonomischen Gesichtspunkte wie bei alleiniger Röntgenstrahlentherapie (GHWT = Keloiddicke). *Strahlenqualitäten* in einem Bereich von 29—50 kV bei einer Filterung von 0,4—1,0 mm Al, einer HWD von 0,3—0,9 mm Al (GHWT von 3,0—12,0 mm) werden empfohlen.

Dosierung Auch die Dosierung ist die gleiche wie bei primärer Bestrahlung kleiner Keloide. Wir empfehlen auch hier 3—4mal 400—500 R in 4wöchigen Abständen, bis zu einer Gesamtdosis von 1200—1600 R, in besonderen Fällen bis 2000 R.

Früher wurden Keloide auch in täglichen bis zu einwöchigen Fraktionen mit Beginn ca. 7—14 Tage nach Exzision bestrahlt. In Einzelfraktionen von 200 R wurde eine Gesamtdosis von 1800—2500 R verabreicht. Diese Gesamtdosen können aber zu Spätveränderungen (leichte Röntgenatrophie und Teleangiektasien) führen.

Wenn *unmittelbar* nach der Wundheilung mit der Bestrahlung begonnen wird, bevorzugen wir 4mal 300 R in täglicher Dosierung bei 50 kV, HWD 0,8 mm Al, 15—30 cm FHA, mit einer GHWT von 12,0—13,0 mm. Energisches Vorgehen mit härteren Strahlen (140 kV; HWD 2,0 mm Al; 25 cm FHA), wie gelegentlich empfohlen wurde, lehnen wir ab (Übersicht bei Cipollero und Crossland, 1967).

Therapieerfolg Alleinige chirurgische Entfernung von Keloiden führt bekanntlich zu ausgedehnteren Rezidiven. Die Bestrahlungstherapie war früher die einzige Methode, welche das Wiederauftreten eines Keloids verhindern konnte. Auch die kosmetischen Resultate sind in der Regel besser, als bei anderen Formen der Therapie, obwohl seit einiger Zeit auch mit intraläsionalen Glucocorticoid-Kristallsuspension-Injektionen sehr befriedigende Ergebnisse erzielt werden.

Heute überwiegt indessen allgemein die Ansicht, daß die technisch einwandfrei durchgeführte Röntgenbestrahlung, wenn möglich kombiniert mit vorhergehender Exzision und (oder) intraläsionaler Anwendung von Glucocorticoid-Kristallsuspensionen die besten Resultate in der Keloidtherapie bildet. Alleinige Dermatoröntgentherapie sollte für ganz junge Keloide (Bestandsdauer unter 6—8 Monate) reserviert bleiben.

Dermatofibrosarcoma protuberans

Örtlich aggressiver Tumor, zeigt eine große Neigung zu Rezidiven, während Metastasierung nur selten auftritt.

Chirurgische Therapie ist der Röntgenstrahlenbehandlung vorzuziehen.

Fibrosarkom

Radikal-chirurgische Maßnahmen lassen bessere Resultate als Röntgenbestrahlung erwarten.

Besonders bei Fibrosarkomen auf Röntgenodermen, Lupusnarben oder atrophischer Haut bei Acrodermatitis chronica atrophicans wird chirurgisches Vorgehen empfohlen.

4. Tumoren der glatten Muskeln, Knorpel und Knochen

Leiomyome, Angiomyome

Keine Indikation für Dermatoröntgentherapie.

Chondrome und Osteome

Keine Indikation für Dermatoröntgentherapie.

5. Tumoren des Fettgewebes

Lipome und Lipomatose

Keine Indikation für Dermatoröntgentherapie.

6. Tumoren des Nervengewebes

Neurofibrom, Neurinom, Neurom

Keine Indikation für Dermatoröntgentherapie.

7. Naevi

Naevuszellennaevi

Mongolenflecke und *Naevus coeruleus* (Névus bleu) sowie pigmentierte, nicht pigmentierte, behaarte oder nicht behaarte *Naevuszellennaevi* stellen *keine Indikation zur Röntgenstrahlentherapie* dar.

Organoide Naevi

Bei *Naevus sebaceus, Naevus pilosus, Naevus spilus,* apokrinen und *ekkrinen Schweißdrüsennaevi* sowie *Bindegewebsnaevi* (Naevus elasticus) ist Dermatoröntgentherapie abzulehnen, da diese Fehlbildungen strahlenunempfindlich sind.

Bei *epidermalen Naevi (Naevus verrucosus)* wurden Versuche einer Behandlung mit Thorium-X-Lack (S. 54), Grenzstrahlen oder Weichstrahlen mit einer GHWT von 2,0—4,0 mm (wie lichenifiziertes Ekzem!) unternommen; die Resultate waren wenig ermutigend.

Morbus Pringle (Adenoma sebaceum)

Versuche mit Röntgentherapie sind nicht überzeugend. Empfehlung: Abfräsen!

Blutgefäßnaevi

Naevus flammeus (S. 69)

Naevus teleangiectaticus

Eine Variante des Naevus flammeus. Keine Indikation zur Dermatoröntgentherapie!

8. Benigne epitheliale Tumoren

Verruca seborrhoica senilis (seborrhoische Warzen)

Im allgemeinen wird die Röntgentherapie bei seborrhoischen Warzen heute abgelehnt. Die erforderlichen Dosen, die notwendig sind, um eine therapeutische Wirkung zu erreichen, liegen relativ hoch (mehr als 1000 R).

Bei *generalisierten seborrhoischen Warzen am Rücken* wird die Röntgentherapie trotzdem von verschiedenen Seiten (Proppe, 1958) empfohlen.

Strahlenqualität Röntgenfernbestrahlung der Rückenhaut aus einer Entfernung von 90 cm, bei 50 kV ohne Filter.

Dosierung Einmalig soll 1000 R ausreichen.

Therapieerfolg Es wurde über gute therapeutische Erfolge bei diesem Verfahren berichtet. Andere Autoren halten es jedoch für eine zu differente Methode bei dieser Indikation und daher nicht für indiziert.

Epithelioma adenoides cysticum (Brooke)

Kleinste bis erbsgroße gelbliche Knötchen in symmetrischer Anordnung, bevorzugt in den Nasolabialfalten. Familiäres Auftreten mit Beginn in der Kindheit. Maligne Entartung zu Basaliomen selten.
Eine *Indikation* zur Röntgentherapie ist nach Planierung evtl. gegeben. Die Strahlenempfindlichkeit ist deutlich geringer als die von Basaliomen.

Strahlenqualität Die empfohlene GHWT von 5,0—10,0 mm (HWD 0,3 bis 0,6 mm Al; FHA 30 cm) kann nach Planierung niedriger gewählt werden.

Dosierung Einzeldosen von 300—400 R bis zu einer Gesamtdosis von 3000 bis 5000 R sind erforderlich.

Therapieerfolg Spätveränderungen (Pigmentverschiebungen, Atrophie, Teleangiektasien) müßten bei den erforderlichen Dosen in Kauf genommen werden. Bei multiplen Tumoren ist diese Therapie von Wert.

Verkalktes Epitheliom (Epithelioma calcifié Malherbe), Pilomatrixom

Keine Indikation für Dermatoröntgentherapie.

Cylindrome (Spieglersche Tumoren)

Multiple Knollen oder tomatenartige Tumoren am Capillitium. Gelegentlich gemeinsames Vorkommen mit Epithelioma adenoides cysticum.
Die *Indikation* zur Strahlentherapie wird von den meisten Autoren wegen der relativ hohen Strahlenunempfindlichkeit (etwa 30% höher als bei Epithelioma adenoides cysticum) abgelehnt. Nur bei einzelnen Tumoren kann sie ausnahmsweise gegeben sein. Exzision ist vorzuziehen.

Technisches Vorgehen und Strahlenqualität Die GHWT sollte der Tiefenausdehnung des Tumors entsprechen.

Dosierung Wenn in Einzelfällen die Röntgenbestrahlung als Therapieform indiziert ist, sollten Einzelfraktionen von 300—500 R bis zu Gesamtdosen zwischen 4000 und 9000 R verabfolgt werden. Auf Streustrahlung und höhere Absorption ist bei Sitz der Veränderung am Capillitium zu achten!

Therapieerfolg Mäßig bis relativ gut. Chirurgische Entfernung ist grundsätzlich vorzuziehen!

Hidradenome (Syringome)

Syringome der Unterlider sowie *eruptive papulöse Syringome*, ferner *Hidradenoma papilliferum* und *Syringocystadenoma papilliferum* stellen keine Indikation für Röntgentherapie dar.

Ekkrines Spiradenom

Keine Indikation für Dermatoröntgentherapie.

Ekkrines Porom

Keine Indikation für Dermatoröntgentherapie.

9. Zysten

Bei allen Formen von *Zysten* ist Dermatoröntgentherapie abzulehnen.

Bei *Dorsalzysten der Finger* wurden Gesamtdosen bis 1600 R empfohlen. Wegen der Gefahr der Spätveränderungen gerade im Hinblick auf diese Lokalisation ist die Dermatoröntgentherapie auch hier *nicht empfehlenswert* und chirurgisches Vorgehen vorzuziehen.

10. Pseudokanzerosen

Unter diesem Begriff werden klinisch und histologisch spinozellulären Karzinomen ähnliche, pseudokarzinomatöse Krankheitszustände zusammengefaßt. Sie zeichnen sich grundsätzlich durch einen gutartigen Verlauf aus.

Papillomatosis cutis carcinoides (Gottron)

Keine Indikation für Dermatoröntgentherapie. Chirurgische Therapie oder Versuch mit Cytostatica (Methotrexat®) empfehlenswert.

Floride orale Papillomatose (Papillomatosis mucosae carcinoides)

Verruciforme beetartige Proliferationen an den Lippen und in der Mundhöhle bei älteren Menschen.

Wegen relativer Strahlenunempfindlichkeit primär keine Indikation zur Dermatoröntgentherapie. Chirurgisches Vorgehen oder Cytostatica (Methotrexat®) vorzuziehen.

Keratoakanthom (Molluscum sebaceum), Self-healing epitheliomas (Fergusson-Smith)

An unbedeckten, dem Licht ausgesetzten Hautpartien einzeln oder in Mehrzahl auftretende, halbkugelige Knötchen mit zentralem, keratotischem Pfropf. Sie sind gelegentlich weder klinisch noch histologisch mit letzter Sicherheit von spinozellulären Karzinomen der Haut abzugrenzen. Maligne Entartung wurde beschrieben.

Indikation zur Röntgenweichstrahltherapie ist nach Biopsie bei der großen Strahlenempfindlichkeit des Tumors in jedem Fall gegeben, in dem man eine Spontananrückbildung nicht abwarten will.

Strahlenqualität Je nach Größe des Keratoakanthoms und seiner Lokalisation werden Weichstrahlen mit einer GHWT von 3,0—12,0 mm (HWD 0,3—1,4 mm Al; FHA 15,0 cm) angewandt.

Dosierung Unter 3—4 Bestrahlungen von je 400—500 R in 1—8tägigem Intervall kann es bereits zur Rückbildung des Tumors kommen. Erfolgt nach etwa 2000—2500 R keine rasche Rückbildung, muß daran gedacht werden, daß es sich um ein Plattenepithelkarzinom handelt. Dann erfolgt Weiterbestrahlung nach den Gesichtspunkten der Karzinom-Bestrahlung (s. dort!).

Therapieerfolg Fraktionierte Röntgentherapie von Keratoakanthomen mit relativ niedrigen Gesamtdosen liefert gute Ergebnisse. Es ist dabei aber nicht zu vergessen, daß auch die Spontanrückbildungsrate hoch ist.

V. Röntgentherapie von Präkanzerosen der Haut

Es handelt sich nach Dubreuilh um Krankheitszustände, die mit großer Regelmäßigkeit in Karzinome übergehen. Man unterscheidet zwischen den Präkanzerosen im engeren Sinne (obligate Präkanzerosen) und Präkanzerosen im weiteren Sinne. Sogenannte obligate Präkanzerosen sind: Keratosis senilis, Leukoplakie, Morbus Bowen, Morbus Paget, Erythroplasie Queyrat, Melanosis circumscripta praecancerosa, Arsenkeratosen, Teerwarzen und Keratosen bei Xeroderma pigmentosum. Teilweise handelt es sich bei diesen Zuständen feingeweblich bereits um Karzinome in situ (Hamperl).

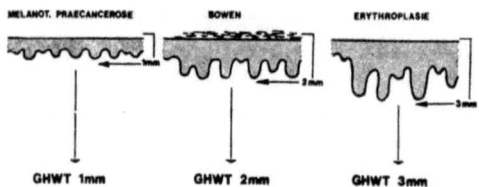

Abb. 29. Zur Auswahl der Strahlenqualität bei Präkanzerosen

Indikationsstellung Einfachheit der Anwendung, Möglichkeiten zum strahlenökonomischen Vorgehen, Vorteile des unblutigen Vorgehens und eine beinahe 100%ige Heilungsquote sprechen zugunsten einer Röntgenstrahlentherapie von Präkanzerosen. Trotzdem sollte nicht wahllos jede Präkanzerose bestrahlt werden. Einige Präkanzerosen sprechen sehr gut, andere weniger gut auf Röntgenstrahlen an. Es sollte daher bei der Indikationsstellung zur Röntgenstrahlentherapie die Art der Präkanzerose neben anderen Faktoren entscheidend sein.

Keratosis actinica, Keratosis senilis, Keratoma senile

Bei dieser Präkanzerose kommen an erster Stelle Desikkation, oberflächliche Elektrokoagulation, Schleifen oder 5-Fluorouracil als therapeutische Maßnahmen in Betracht.

Liegt dagegen eine karzinomatöse Umwandlung vor (Biopsie!), so sind Röntgenstrahlen indiziert. Man bestrahlt unter den Bedingungen wie beim spinozellulären Karzinom (s. dort!).

Strahlenqualität Falls Röntgenstrahlentherapie als therapeutische Methode gewählt werden soll, wendet man am besten schwach gefilterte *Weichstrahlen* mit einer GHWT von 1,0—3,0 mm an. Auch gefilterte *Grenzstrahlen* (GHWT 0,8—1,0 mm) wurden mit gutem kosmetischem Erfolg empfohlen.

Dosierung Vor Bestrahlungsbeginn sollten keratotische Auflagerungen mit Salicyl-Vaseline (5%ig) abgelöst werden. Einzeldosen von 800—1000 R in täglicher Dosierung bis zu einer Gesamtdosis von 2000 R bei Feldern, die einen Felddurchmesser von 4,0 cm nicht überschreiten. Bei Feldern über 4,0 cm Durchmesser werden 5mal 400 R in 2—3tägigen Intervallen verabreicht. Bei sehr massiver Ausdehnung (z. B. große Gesichtspartien mit zahlreichen aktinischen Keratosen) sollten gefilterte Grenzstrahlen (GHWT 0,8—1,0 mm) 3mal 1500 R eingesetzt werden (Miescher); in diesen Fällen ist aber heute 5-Fluorouracil-Salbenbehandlung vorzuziehen.

Therapieerfolg Auch kosmetisch sehr gute Ergebnisse.

Cornu cutaneum

Diesem *Syndrom* kann ein hoch differenziertes spinozelluläres Karzinom, ein Morbus Bowen, eine aktinische Keratose oder ein Cornu cutaneum im engeren Sinne zugrunde liegen. In erster Linie ist an chirurgische Therapie zu denken. Eventuell notwendige *Nachbestrahlung* wird wie bei einem spinozellulären Karzinom (s. dort!) durchgeführt.

Morbus Bowen

Diese Erkrankung der Haut oder Schleimhaut zeichnet sich durch gute Strahlensensibilität aus; ebenso übrigens auch das *Bowen-Karzinom*. Liegt bereits eine Umwandlung in Karzinom vor, wird der Tumor wie ein spinozelluläres Karzinom bestrahlt. *Bei größerer Flächenausdehnung* der Erscheinungen ist immer die *Indikation* zur Strahlentherapie gegeben.

Strahlenqualität Zur Auswahl der Strahlenqualität bei Morbus Bowen und bei Präkanzerosen im allgemeinen s. Abb. 29. Weichstrahlqualitäten von 2,0 bis 3,0 mm GHWT genügen zumeist (HWD 0,2 mm Al; FHA 15—30 cm).

Dosierung Es muß bis zur Erosivreaktion bestrahlt werden. Bei Feldern, deren Durchmesser nicht größer als 4,0 cm ist, seien als Richtwerte Gesamtdosen von 4000 R — 6000 R bei täglicher Fraktionierung von 500 R angegeben. Bei größeren Feldern sollten kleinere Einzeldosen (200—300 R) verabreicht werden. Kommt es bei dieser Dosierung jedoch nicht zu einem vollständigen Schwund des Herdes, sollte die Gesamtdosis erhöht werden.

Therapieerfolg   Praktisch 100%; auch kosmetisch günstige Ergebnisse.

Erythroplasie (Queyrat)

Die Frage, ob es sich bei der Erythroplasie Queyrat in jedem Fall um einen Morbus Bowen der Schleimhaut, am häufigsten an der Glans penis, handelt, wird nicht einheitlich beantwortet. Wegen relativ geringerer Strahlenempfindlichkeit erscheint indessen diese Präkanzerose zur Strahlentherapie weniger gut geeignet. Chirurgisches Vorgehen wird daher empfohlen.

Strahlenqualität (s. auch Abb. 29)   Weichstrahlqualitäten von 2,0—4,0 mm GHWT sollten angewandt werden (HWD 0,2—0,3 mm Al; FHA 15,0 cm).

Dosierung   Die erforderliche Gesamtdosis liegt meist höher als bei Morbus Bowen, bei ca. 6000—8000 R. Diese sollte in Einzelfraktionen von 300—500 R bis zur Erosivreaktion verabreicht werden (Abb. 34a und b, s. S. 117).

Therapieerfolg   Im allgemeinen gut. Bei kleinen Herden ist chirurgisches Vorgehen vorzuziehen.

Leukoplakie

Die Prognose der Leukoplakien ist im allgemeinen relativ günstig. Maligne Entartung wird nur in etwa 10% der Fälle beobachtet. Die Entartungstendenz betrifft praktisch ausschließlich chemisch (Pfeifensud) oder durch chronische Entzündung induzierte Leukoplakien. Röntgentherapie kommt nur im Falle maligner Entartung (basale Infiltration) in Betracht (Biopsie!), wobei unter Tumorbedingungen zu bestrahlen ist. Chirurgische Entfernung von Leukoplakien ist vorzuziehen.

Cheilitis abrasiva praecancerosa (Manganotti)

Keine Indikation für Dermatoröntgentherapie. Therapie der Wahl: Exzision.

Melanotische Präkanzerose (Melanosis circumscripta praecancerosa Dubreuilh)

Fast 30% der malignen Melanome entwickeln sich auf dem Boden einer Melanosis circumscripta praecancerosa (M.c.p.). Die M.c.p. hat ihren Lieblingssitz im Gesicht. Es kommt hier zur Ausbildung von langsam wachsenden unscharf begrenzten Flecken mit Pigmentunterschieden: nebeneinander finden sich stellenweise hellbraune, braun bis schwärzlich gefärbte Tönungen. Eine palpable Infiltration und Unebenheit über der Haut weisen auf eine bereits erfolgte Weiterentwicklung in ein malignes Melanom hin. Wichtig ist die Abgrenzung vom malignen Melanom mit oberflächlicher Spreitung.

Indikation Die M.c.p. eignet sich auch bei größerer Ausdehnung ausgezeichnet zur oberflächlichen Röntgentherapie. Allerdings sollten vor der Bestrahlung ein Übergang in ein malignes Melanom und ein malignes Melanom mit oberflächlicher Spreitung sicher ausgeschlossen werden.

Strahlenqualität Zur Auswahl der Strahlenqualität s. auch Abb. 29. Die M.c.p. ist ausschließlich auf die Epidermis beschränkt. Deshalb eignen sich Strahlenqualitäten von 0,5—1,0 mm GHWT zur Behandlung. Die Bestrahlung mit gefilterten Grenzstrahlen ist die Therapie der Wahl (14,5 kV; Filter 1,0 mm Cellon; HWD 0,02 mm Al; FHA 15,0 cm; GHWT 1,0 mm).

Dosierung Einzeldosen von 1000—2000 R bis zu einer Gesamtdosis von 10000 R werden in täglichen Fraktionen einbestrahlt. Die Erosivreaktion ist meist stark exsudativ.

Therapieerfolg Hervorragende Resultate (Abb. 35a und b, s. S. 120). Gelegentlich bleibt Melanin im bestrahlten Bereich liegen. Dann ist kosmetische Abdeckung (Covermark®) notwendig.

Morbus Paget

1 Mammäre Lokalisation Keine Indikation für Dermatoröntgentherapie, da oft gleichzeitig Mamma-Karzinom. Chirurgische Behandlung (Ablatio mammae) in jedem Falle erforderlich.

2 Extramammäre Lokalisation Eingeschränkte Indikation zur Dermatoröntgentherapie. Wegen unterliegender Karzinommöglichkeit operatives Vorgehen empfehlenswert.

Strahlenqualität GHWT der verwendeten Strahlen sollte der Tiefenausdehnung der Erscheinungen entsprechen (HWD 0,2—0,6 Al; FHA 15—30 cm; GHWT 3,0—10,0 mm).

Dosierung Gesamtdosis von 6000—8000 R in täglichen Einzelfraktionen von 300—500 R.

Therapieerfolg Obwohl Berichte über ein erfolgreiches strahlentherapeutisches Vorgehen vorliegen, sollte auf jeden Fall der operativen Behandlung der Vorzug gegeben werden, um das oft zugrunde liegende Drüsengangs-Karzinom sicher mitzuentfernen.

Arsen-Keratosen, Röntgen- und Teerwarzen, Keratosen bei Xeroderma pigmentosum

Röntgenstrahlentherapie sollte bei diesen Präkanzerosen nicht angewandt werden, da bereits eine vorgeschädigte Haut vorliegt. Exzision, Elektrokoagulation u. a. sind vorzuziehen.

Balanitis xerotica obliterans (Lichen sclerosus et atrophicus penis)
Keine Indikation für Dermatoröntgentherapie.

Kraurosis vulvae (Lichen sclerosus et atrophicus vulvae)

Als symptomatische Therapie kommt Röntgenbestrahlung bei älteren Patienten höchstens in Fällen mit hartnäckigem Juckreiz in Betracht, wenn andere Therapiemethoden (z. B. Glucocorticoid-Kristallsuspension-Infiltration) versagen.
Strahlenqualität Grenzstrahlen.
Dosierung 75—100 R in wöchentlichen Abständen bis zu einer Gesamtdosis von 300—500 R. Nachkontrollen in regelmäßigen Abständen erforderlich.

VI. Röntgentherapie bösartiger epithelialer Geschwülste der Haut

Unter den malignen und semimalignen (aggressiven) epithelialen Hauttumoren (Basaliome, metatypische Epitheliome, spinozelluläre Karzinome, Epitheliome der Anhangsgebilde) spielen die spinozellulären Karzinome und Basaliome hinsichtlich ihrer Häufigkeit die Hauptrolle. Neben operativem Vorgehen ist die Röntgentherapie die wirksamste Waffe in der Behandlung von Hautkarzinomen.

Für das praktische Vorgehen bei der Röntgentherapie von Hautkarzinomen ist die Unterscheidung von Basaliomen und spinozellulären Karzinomen auch insofern bedeutsam, als spinozelluläre Karzinome in vielen Fällen eine etwas höhere Gesamtdosis bis zum vollständigen Tumorschwund benötigen.

Neben der Gesamtdosis spielen jedoch noch viele andere Faktoren eine nicht unwesentliche Rolle.

1. Allgemeine Gesichtspunkte zur Röntgentherapie von Hauttumoren

Diagnose *In jedem Falle sollte die klinische Diagnose vor Bestrahlungsbeginn histologisch gesichert sein.* Tumortyp (z.B. sklerodermiformes, zystisches Basaliom), Differenzierungsgrad, mitotische Aktivität, Stromareaktion in der Tumorumgebung, An- oder Abwesenheit von Tumorzellen in Blut- oder Lymphgefäßen u.a. können für die Prognose und für den Bestrahlungsplan wichtige Hinweise liefern.

Die Strahlensensibilität von Tumorzellen ist im allgemeinen von dem jeweiligen *Zelltyp* abhängig (Lymphomzellen sind im allgemeinen strahlenempfindlicher als Tumorzellen von Muskel- oder Knochengeweben).

Eine große Rolle spielt auch die *Mitoseaktivität*: Je kürzer der *Zellcyclus*, d.h. je häufiger sich die einzelnen Zellen teilen, desto größer die Strahlenempfindlichkeit.

Die Strahlenempfindlichkeit von Tumorzellen ist ferner abhängig von ihrem *Differenzierungsgrad*: Undifferenzierte, biologisch unreife Zellen sind strahlenempfindlicher. Für den abnehmenden Grad der Strahlensensibilität von Hauttumoren, die für eine Röntgentherapie von Interesse sind, ergibt sich folgende Reihenfolge:

Lymphome
(Lymphadenosen, Retikulosen, Retikulosarkome, Retikulosarkomatose)
↓
Basaliome
↓
spinozelluläre Karzinome
↓
Endotheliome
↓
Adenokarzinome
↓
Sarkome
↓
maligne Melanome

2. Bestrahlungsplanung

Hinsichtlich der Bestrahlungsplanung (Feldgröße, Strahlenqualität, FHA, Dosis, Schutz der Umgebung usw.) gelten die auf S. 64 ausgeführten Richtlinien.

Feldgröße

Die Bedeutung der Feldgröße ist bereits auf S. 64 ausführlich behandelt worden. Wichtig ist ein genügender Sicherheitsabstand, mindestens 0,5—1,0 cm, um *Randrezidive* zu vermeiden.

Strahlenqualität

Mit der Röntgenweichstrahlentherapie können grundsätzlich alle Hautkarzinome behandelt werden!

FHA

Die bei uns gebräuchlichen Gerätetypen (S. 38) haben standardisierte FHA. Der FHA soll nach der Größe des Tumors und damit des Bestrahlungsfeldes gewählt werden, um eine annähernd homogene Durchstrahlung des Herdes zu erreichen. Bei Bestrahlung an gewölbten Flächen sollte die Beachtung des Quadratgesetzes zur Auswahl eines größeren FHA veranlassen.

Dosierung und Fraktionierung

Die Höhe der zu verabreichenden Gesamtdosen richtet sich nach dem Einzelfall. Schematisches Vorgehen ist zu vermeiden. Die erforderliche Gesamtdosis sollte möglichst *fraktioniert* verabreicht werden. Im allgemeinen werden die fraktionierten Dosen in *täglichen* Einzeldosen eingestrahlt (400—500 R). Bei ausgedehnten Tumoren sollte die Einzeldosis niedriger gewählt werden (200—300 R), um das umgebende Gewebe zu schonen (vgl. hierzu S. 52). Die Gesamtdosis sollte von Feldgröße, klinischem Tumorschwund, Erosivreaktion und der verabreichten Strahlendosis abhängig gemacht werden.

Es hat sich bei der Aufstellung des Bestrahlungsplanes bewährt, zwischen kleinflächigen und großflächigen Tumoren zu unterscheiden.

Kleinflächige Tumoren

Diese überschreiten nicht eine Feldgröße von 4,0 cm Durchmesser.

1 Tumoren bis zu 1,0 cm Durchmesser Bei Feldgröße bis zu 1,0 cm Durchmesser ist eine Einzeitbestrahlung möglich. Bei einer entsprechenden Strahlenqualität kann eine einmalige Dosis von 2000—3000 R verabreicht werden. Wenn es nach 2—4 Wochen nicht zu der exsudativen Strahlenreaktion mit Tumorschwund gekommen ist, kann unter Abwägung des Bestrahlungsrisikos die gleiche Dosis noch einmal appliziert werden. Wir bevorzugen auch hier fraktionierte Bestrahlung.

2 Tumoren bis zu 2,0 cm Durchmesser Keine Einzeitbestrahlung! Seltenere Fraktionierung (2mal wöchentlich) mit größeren Einzeldosen (500—800 R). Die Gesamtdosis bleibt hier niedriger (3000—5000 R; Fraktionierungsschema der Dermatologischen Univ.-Klinik Zürich, Storck *et al.*, 1972).

3 Tumoren über 2,0 cm Durchmesser Keine Einzeitbestrahlung! Tägliche Fraktionierung erforderlich. Dabei haben sich tägliche Fraktionen von 400—500 R bis zu Gesamtdosen von 4000—8000 R bewährt.

Vor einer Unterdosierung sei gewarnt (Rezidive!). Bei einer notwendig werdenden 2. Serie ist die Strahlensensibilität nämlich nicht so groß und die Toleranzdosis wird überschritten.

Bei stark prominierenden Tumoren kann nach 3000—4000 R eine Bestrahlungspause von 8—10 Tagen eingelegt werden, um die Tumorrückbildung zu verfolgen. Eine vor der Bestrahlung elektrochirurgisch durchgeführte Planierung (Abtragung des exophytisch wachsenden Tumors in der Höhe der Hautoberfläche) ermöglicht die Wahl von weicheren Strahlenqualitäten mit niedrigerer GHWT.

Die Gesamtdosis hängt also auch von der Höhe der Einzeldosen ab: Je größer die Einzeldosen, um so niedriger die Gesamtdosis und umgekehrt.

Großflächige Tumoren

Diese überschreiten eine Feldgröße von 4,0 cm. Keine Einzeitbestrahlung!

Strahlenqualität richtet sich auch bei großflächigen Tumoren nach der Tiefenausdehnung des Tumors.

Dosierung Bei Tumoren, deren Durchmesser größer als 4,0 cm ist, sollte die Einzeldosis kleiner (200—350 R) gewählt werden als bei kleinflächigen Tumoren. Die Grenze liegt bei einem Felddurchmesser von etwa 10—15 cm. Die Gesamtdosis wird auch hier neben der Größe der Einzeldosen und des Bestrahlungsfeldes im wesentlichen von der Vollständigkeit des Tumorschwundes und der Unterlage (Streustrahlung) abhängig sein. Gesamtdosen von 3000—6000 R reichen im allgemeinen aus. Nach der Hälfte der Gesamtdosis sollte eine Bestrahlungspause von etwa 8 Tagen eingelegt werden.

Die Vorteile der Weichstrahltechnik gegenüber dem Nahbestrahlungsverfahren zeigt sich gerade bei der Bestrahlung großflächiger Tumoren (keine Feldüberschneidungen!).

Schutz von Organen und umgebenden Geweben

Der Schutz der Gonaden sollte im generationsfähigen Alter durch *Abdeckung* mit Bleigummiplatten (s. ausführlich auch auf S. 164) gewährleistet sein. Die Lokalisation eines Tumors (Gonadennähe) sollte berücksichtigt werden, die Gonaden sollen nie im direkten Strahlengang liegen! Bei Tumoren im Bereich der Anogenitalregion sollten im fortpflanzungsfähigen Alter andere therapeutische Maßnahmen bevorzugt werden. Auch bei der Röntgenbestrahlung von Tumoren, die weiter von den Gonaden entfernt liegen, erreichen relativ hohe Dosen die Generationsorgane (zusammenfassende Darstellungen bei Fritz-Niggli, 1959; Lorenz, 1961), wenn diese nicht strahlengeschützt sind.

Wenn Tumoren über *Knorpel-* und *Knochengeweben* mit einer dünnen darunterliegenden Hautschicht (Nasenflügel, Ohr) bestrahlt werden, sollte eine Bleiplatte an der Rückseite des Bestrahlungsfeldes plaziert sein. Wegen der höheren Energieabsorption in Knochen und Knorpel sollten kleinere Dosen mit einer geringeren

GHWT bei Tumoren über diesen Geweben eingestrahlt werden. Über kindliche Epiphysen sollte nie oder nur mit einer sehr geringen GHWT bestrahlt werden. Im Knochen von Erwachsenen kann es zu trophischen Störungen kommen (z. B. Knochennekrosen bei Bestrahlung großflächiger Tumoren an der Schädelkalotte), wenn über diesen Partien nur eine dünne Hautschicht vorliegt. Schmerzhafte Radiochondritis am Ohrknorpel kann evtl. durch die Auswahl von niedrigeren Strahlenqualitäten und kleineren Einzeldosen verhindert werden (beispielsweise bei einem exophytisch wachsenden Hautkarzinom der Ohrmuschel: GHWT 7,0—8,0 mm, Einzeldosen von 400 R).

Die *Augenlinse* muß bei Bestrahlung an der Orbitalgegend geschützt werden (Näheres S. 99) (Abb. 25—27).

Auf den Schutz der Haut in der Tumor*umgebung* mit entsprechend ausgeschnittenen Bleischablonen wurde bereits hingewiesen (S. 64).

3. Spezieller Teil

Basaliome

Basaliome gehören unter den malignen epithelialen Hauttumoren zu den häufigsten Indikationen für eine Weichstrahlbehandlung. Sie metastasieren gewöhnlich nicht.

Klinisch unterscheidet man folgende Typen:

Oberflächliche Basaliome Basalioma planum cicatricans, sklerodermiformes Basaliom, Rumpfhautbasaliom (pagetoides, ekzematoides, erythematoides Basaliom).

Tief infiltrierende Basaliome Knotiges Basaliom, ulzerierendes Basaliom (Basalioma exulcerans, Ulcus rodens, Basalioma terebrans), zystische Basaliome, prämaligner fibroepithelialer Tumor der Haut (Pinkus).

Ohne histologischen Befund sollte keine Bestrahlung durchgeführt werden!

Strahlenqualität Die GHWT sollte der Tiefenausdehnung des Basalioms entsprechen. Bei ganz oberflächlichen Basaliomen wie Rumpfhautbasaliomen (pagetoider Typ, erythematoider oder ekzematoider Typ) können auch Grenzstrahlenqualitäten (4mal 2000 R, täglich fraktioniert) angewandt werden.

Dosierung Siehe allgemeine Richtlinien (S. 66). Es sei darauf hingewiesen, daß zu niedrig gewählte Dosen zu Rezidiven mit Abnahme der Strahlenempfindlichkeit und einer „Verwilderung" des Basalioms (Gottron, Nödl) führen können. Zu kleine Bestrahlungsfelder geben oft zu Randrezidiven Veranlassung.

Therapieerfolg Heilungsziffern zwischen 95 und 100% werden angegeben (Abb. 36a und b, s. S. 121). Bei sklerodermiformen Basaliomen sind die Erfolgsquoten etwas niedriger. Bei Basalioma terebrans ist die Prognose weniger gut. Hier wird ein kombiniertes radio-chirurgisches Vorgehen oder Chemo-Chirurgie an der Dermatologischen Universitätsklinik München empfohlen. Auch Hochvolttherapie (Betatron®) kommt in besonderen Fällen in Frage.

Metatypische Epitheliome vom Type mixte oder intermédiaire werden nach den gleichen Grundsätzen wie spinozelluläre Karzinome oder Basaliome bestrahlt. Die Gesamtdosen können hier im Einzelfall höher liegen als die Dosen, die in der Hauttherapie gewöhnlich üblich sind. Man wird in jedem Fall bis zur vollen Erosivreaktion bestrahlen.

Naevo-Basaliome (Gorlin-Goltz-Syndrom)

Erbliche naevoide Systemerkrankung mit bräunlich hautfarbenen Tumoren; Lieblingssitz am Stamm, Gesicht, Nacken und periauriculär kombiniert mit zystischen Veränderungen der Knochen (Kieferzysten) und anderen Fehlbildungen.

Wenn sie wachsen, sprechen sie auf Tumordosen gut an, man muß sich jedoch über die Spätfolgen, die mit einer solchen Strahlentherapie verbunden sind, bei Jugendlichen im klaren sein. Daher ist dem operativen Vorgehen der Vorzug zu geben.

Spinozelluläre Karzinome

Spinozelluläre Karzinome treten häufig zwischen dem 60. und 80. Lebensjahr mit Lieblingslokalisationen an den Übergangsschleimhäuten auf. Wegen Metastasierungstendenz ist die sofortige Einleitung der Therapie wichtig. Etwa 90% aller spinozellulären Karzinome der Haut lokalisieren sich in chronisch lichtexponierten Hautanteilen (Gesicht, Kopf und Handrücken). Chronisch degenerative oder chronisch entzündlich veränderte Haut ist disponiert zur Entstehung von spinozellulären Karzinomen ebenso wie straffe Narben und Hautatrophie. Auf sklerosierten Lupusnarben, bei Acrodermatitis chronica atrophicans, auf atrophischen Herden von Lupus erythematodes, in alten Ulcera cruris, in langjährigen Fisteln, bei langfristig bestehenden Lichen ruber mucosae, Glossitis interstitialis luica, Balanitis xerotica obliterans und Kraurosis vulvae entstehen nicht selten spinozelluläre Karzinome. Längere Einwirkung von chemischen kanzerogenen Substanzen (Teer, Ruß usw.) begünstigt ebenso die Entstehung von spinozellulären Karzinomen.

Spinozelluläre Karzinome neigen nach gewisser Bestandsdauer zu Metastasierungen zunächst in die regionalen Lymphknoten, später auch in innere Organe.

Klinisch werden spinozelluläre Karzinome unterteilt in spinozelluläre Karzinome
— der Haut und Schleimhäute,
— der Lippen,
— der Zunge,
— des Penis,
— der Vulva.

Die Prognose spinozellulärer Karzinome hängt von ihrer Lokalisation, dem Differenzierungsgrad und ihrer Größe ab. Zungen-, Vulva- und Peniskarzinom besitzen eine relativ schlechte Prognose ebenso wie entdifferenzierte und größere Karzinome (größer als 3 cm Durchmesser).

Indikation Bei der *Indikationsstellung* zur Röntgenbestrahlung gelten die auf S. 61 ausgeführten allgemeinen Gesichtspunkte. Entscheidend für das operative Vorgehen oder einer Strahlenbehandlung oder für eine Kombination beider Maßnahmen sind Sitz, Größe und Differenzierungsgrad des spinozellulären Karzinoms. Wenn regionale Lymphknotenmetastasen vorliegen, wird man sich zur chirurgischen Ausräumung, evtl. kombiniert mit Röntgenbestrahlung (Halbtiefentherapie, Tiefentherapie), entschließen.

Strahlenqualität Die GHWT sollte der geschätzten Tiefenausdehnung des spinozellulären Karzinoms entsprechen. *Weichstrahlqualitäten* mit einer GHWT von 4,0—18,0 mm reichen im allgemeinen zur Röntgentherapie von spinozellulären Karzinomen aus (HWD 0,2—1,4 mm Al; FHA 15—30 cm). Bei großflächigen ulzerierenden spinozellulären Karzinomen sollten andere therapeutische Verfahren (Kobalt-60, Elektronen-Bestrahlung etc.) als günstigere Therapiemethoden bevorzugt werden. *Schnelle Elektronen* (S. 53) haben sich besonders bei knorpel- und knochennahen Karzinomen an Handrücken und Fußrücken wegen ihrer begrenzten Reichweite bewährt (Betatron®).

Dosierung Hinsichtlich der Dosierung und der Fraktionierung der Dosis gilt das unter den allgemeinen Gesichtspunkten auf S. 66 bereits ausführlich dargestellte. Bei spinozellulären Karzinomen werden im allgemeinen etwas höhere Dosen als bei Basaliomen bis zur Erosivreaktion mit Tumorschwund benötigt. Über Knorpel und Knochen sollten die Einzeldosen und die Gesamtdosen niedriger gewählt werden, um Spätkomplikationen, Nekrosen oder Kontrakturen zu vermeiden.

Therapieerfolg Dieser hängt bei spinozellulären Karzinomen weitgehend von Größe, Sitz, Differenzierungsgrad und von einer evtl. vorhandenen Metastasierung beim Bestrahlungsbeginn ab. Bei spinozellulären Karzinomen der Haut bis zu einer Größenausdehnung von 3 cm Durchmesser konnte in 85% der Fälle eine Heilung erzielt werden. Bei Zungen-, Vulva- und Peniskarzinomen ist der Bestrahlungserfolg nicht so günstig.

Rezidive Rezidive nach Röntgentherapie bei spinozellulären Karzinomen und bei Basaliomen sind im allgemeinen auf folgende Ursachen zurückzuführen:

— zu kleines Bestrahlungsfeld,
— zu weiche Strahlenqualität (zu niedrige GHWT),
— zu geringe Gesamtdosis.

Karzinome auf vorgeschädigter Haut

Hier liegt eine Atrophie der Haut mit Neigung zur Karzinomentstehung vor. Spinozelluläre Karzinome kommen bei chronisch degenerativ oder chronisch entzündlich veränderter Haut vor, wie auf S. 94 im einzelnen aufgeführt wurden.

Indikationsstellung Aus strahlenbiologischen Gründen (vorgeschädigte Haut!) stehen chirurgische Behandlungsmaßnahmen an erster Stelle.

Wenn in besonderen Situationen Röntgenstrahlentherapie gewählt wird, sollte den besonderen Gewebsgegebenheiten Rechnung getragen werden (niedrige Einzeldosen, höhere Fraktionierung). Vor zu niedrigen Gesamtdosen sei jedoch auch hier wegen der Rezidivneigung gewarnt. Gegebenenfalls Zusammenarbeit mit dem Radiologen (z. B. Betatron®).

Therapieerfolg In besonderen Situationen bei sorgfältiger Abwägung der Risikofaktoren günstige Ergebnisse.

4. Spezielle Lokalisationen von malignen epithelialen Hauttumoren

Capillitium

Bei der Röntgentherapie von malignen epithelialen Hauttumoren am Capillitium muß daran gedacht werden, daß die Haut unmittelbar dem Knochen aufliegt. Es ist also mit größerer Absorption von Röntgenstrahlen im Knochen und mit größerer Streustrahlung zu rechnen. Dies und vor allem die größere Absorption von Röntgenstrahlen im Knochengewebe im Vergleich zur Haut müssen zu dem Schluß führen, daß die

Strahlenqualität weicher sein sollte als in anderen Hautbereichen. Wenn der Tumor noch verschieblich ist und Knochenbeteiligung nicht vorliegt (Röntgenaufnahme!), sollten Weichstrahlen (HWD 0,2—0,4; FHA 15—30 cm; GHWT 3,0—8,0 mm) gewählt werden, die gegenüber der Röntgennahbestrahlung gerade in dieser Lokalisation Vorteile haben (bei Nahbestrahlung erreicht eine um das Mehrfache höhere Dosis das Gehirn als bei Weichbestrahlung). Bei Tumoren, welche bereits Beziehungen zum unterliegenden Knochen besitzen, kommen auch schnelle Elektronen in Betracht. Ist jedoch der Knochen bereits stärker beteiligt, sollten am ehesten operative Maßnahmen mit dem Neurochirurgen diskutiert werden (Resektion mit plastischer Deckung).

Dosierung Die Einzelfraktionen sollten hier niedriger gewählt werden. Wichtig ist ferner die Einschaltung von Bestrahlungspausen. Auch die Gesamtdosen können im allgemeinen niedriger gewählt werden (4800 R in Einzelfraktionen von 300 R mit einer GHWT von 4,0 mm). Bei Bestrahlung am Capillitium sollte vermieden werden, daß im Verlaufe der Bestrahlung der Schädelknochen freigelegt wird (aseptische Knochennekrosen, Sekundärinfektionen, keine Überhäutung mehr). Vorsicht bei Bestrahlung großer Flächen!

Schläfe-Stirn-Region

Grundsätzlich gelten hier die gleichen Überlegungen wie bei Tumoren am behaarten Kopf. Die Reepithelisierung erfolgt nach der Erosivreaktion hier jedoch meistens rascher.

Wangen

Wegen der Dicke des unter dem Tumor liegenden Gewebes treten hier gewöhnlich keine Schwierigkeiten auf. Zu achten ist jedoch auf die Parotis und den Nervus facialis.

Über dem Jochbein sollte eine Knochenbeteiligung bei dort sitzenden Tumoren röntgenologisch vor Bestrahlungsbeginn ausgeschlossen werden.

Bei Bestrahlungen im Bereich der äußeren Mundhöhlenbegrenzung kann eine entzündliche Gingivareaktion durch Einlegen einer mit Gummifingerling überzogenen Bleiplatte (0,5 mm dick) vermindert oder verhindert werden.

Nase

Auch hier ergeben sich wegen der Nähe des Knochens und Knorpelgerüstes ähnliche Verhältnisse wie bei Tumoren am Capillitium. Hinzu kommen die bekannten Schwierigkeiten bei Bestrahlung an gekrümmten Oberflächen (Abnahme der Strahlenintensität im Quadrat der Entfernung). Je größer der FHA, desto geringer der relative Abfall der Strahlenintensität in den Feldrandgebieten. Die Feldeinstellung wird allerdings bei Anwendung von Weichstrahlen bei einem FHA von 30 cm leichter. Bestrahlungen aus mehr als einer Richtung oder in mehreren zusammengesetzten Feldern sollten möglichst vermieden werden *(Überschneidungszonen!)*.

Vor Beginn jeder Röntgentherapie im Nasenbereich sollte, um die Tiefenausdehnung eines Tumors feststellen zu können, eine HNO-ärztliche Kontrolluntersuchung, einschließlich Röntgenaufnahme, durchgeführt werden!

Das Nasenseptum und die Nasenschleimhaut der anderen Seite sollten durch Einlegen von Bleiplättchen ins Vestibulum nasi geschützt werden!

Strahlenqualität Die GHWT der verwendeten Strahlen sollte niedriger gewählt werden als gewöhnlich (HWD 0,20 mm Al; FHA 15—30 cm; GHWT 3,0—4,0 mm). Sind jedoch Knorpel und Knochen bereits infiltriert, so sind entweder härtere Strahlenqualitäten erforderlich, oder man sollte anderen Behandlungsmethoden (Chemo-Chirurgie, chirurgisches Vorgehen) den Vorzug geben.

Dosierung Die Einzelfraktionen sollten niedriger als normal gewählt werden (z.B. 200—300 R täglich).

Therapieerfolg Bei tiefer infiltrierenden oder destruierenden Tumoren sind Rezidive bei alleiniger Strahlentherapie relativ häufig. Andere Maßnahmen (chirurgische, Chemo-Chirurgie, schnelle Elektronen usw.) sollten daher ebenfalls in jedem Fall sorgfältig gegeneinander abgewogen werden. Auch bei Basaliomen und spinozellulären Karzinomen im Bereich der Nasolabialfalte sind Rezidive relativ häufig (gewölbte Oberfläche, zu kleine Feldgröße!).

Ohrmuschel

Indikation Bei infiltrierenden, in den Knorpel einwachsenden malignen epithelialen Tumoren (Karzinome, Basaliome) sollte chirurgisches Vorgehen bevorzugt werden. Kleinere Tumoren (bis halberbsengroß) können jedoch gerade bei älteren Menschen ausgezeichnet mit Röntgenstrahlen behandelt werden.

Strahlenqualität Weichstrahlen sind zu bevorzugen. Hinter das Ohr sollte eine kleine Bleigummiplatte gelegt werden (vgl. S. 64). Strahlenqualitäten mit einer HWD von 0,2—0,4 mm Al, FHA 15—30 cm und GHWT 3,0—8,0 mm werden empfohlen.

Dosierung Die Einzelfraktionen sollten auch hier niedrig gewählt werden (200—300 R). Wegen der Knorpelnähe sollte nach 10—12 Tagen eine Intermission von ca. 10 Tagen Dauer eingelegt werden. Man vermeidet dann stärkere Knorpelreaktionen (Perichondritis).

Therapieerfolg Der Erfolg der Bestrahlung hängt vom Tumortyp, seiner Ausdehnung und Lokalisation, von der Mitbeteiligung des Knorpels oder des Knochens und der bereits erfolgten Metastasierung ab. Die 3-Jahres-Heilungsziffern betragen bei glatter Primärheilung für spinozelluläre Karzinome 71%, für Basaliome 76% (Storck *et al.*, 1972). In Abhängigkeit von der Tumorgröße rezidivieren ausgedehnte Tumoren wesentlich häufiger.

Augenregion und Lider

Um die häufigsten röntgenstrahlen-bedingten Augenschädigungen: Katarakt und Glaukom zu vermeiden, ist Augenschutz von größter Wichtigkeit. Auch auf funktionelle Störungen, wie beispielsweise Ektropium, ist zu achten.

Bleischutz (vgl. auch S. 64) nach Anaesthesierung der Conjunctiva (0,2% Pantocain-Lösung, 1 Tropfen) werden Schutzschalen aus Bleiglas mit doppelläufigem Halterungsfaden (s. Abb. 25—27) in den Bindehautsack eingelegt. Die Schutzschalen sollten sorgfältig nach Gebrauch desinfiziert werden; zur Prophylaxe von Conjunctivitis oder Keratitis verordnen wir unseren Patienten Oculotect® oder Bepanthen®-Augensalbe.
Eine sehr häufige Lokalisation von Hauttumoren stellen die *Lider* dar (Abb. 36a, S. s. 121). Besonders die Basaliome sind in dieser Lokalisation nicht selten (ca. 60%). Am häufigsten kommen sie im Bereich des medialen Augenwinkels vor. Spinozelluläre Karzinome bevorzugen die Oberlider.

Indikation Tumoren in dieser Lokalisation stellen eine dankbare Indikation zur Röntgentherapie dar.

Strahlenqualität Im Bereich des medialen Augenwinkels sollten Strahlenqualitäten mit einer HWD von 0,4—0,8 mm Al und einer GHWT von 7,0 bis 13,0 mm bevorzugt werden, weil hier die Tumoren zum frühzeitigen Wachstum in die Tiefe neigen. Tränenpunkte und Tränenkanal sollten nach Möglichkeit ausgespart werden (Obliterationsgefahr!); auf ein ausreichend großes Feld ist jedoch zu achten.

Dosierung Einzeldosen von 500 R bis zu einer Gesamtdosis um 6000 R. Am medialen Augenwinkel ist härteren Strahlenqualitäten und einem größeren

Focus-Haut-Abstand, möglichst ohne Erhöhung der Gesamtdosis, der Vorzug zu geben.

Therapieerfolg Die Behandlungsergebnisse der Röntgenweichstrahlentherapie sind sehr gut (85—95%) (Abb. 36a und b, s. S. 121). Besonders die guten kosmetischen Ergebnisse seien hervorgehoben. Ektropiumgefahr ist nur bei sehr ausgedehnten Tumoren in Lid- bzw. Lidrandbereich gegeben, die als solche bereits ohne Bestrahlung zu einem Ectropium geführt hätten. Ek- oder Entropien sind chirurgisch leicht zu korrigieren.

Nicht selten ist allerdings die Obliteration des Tränenkanals im medialen Augenwinkel weder bei Röntgentherapie noch bei chirurgischem Vorgehen vermeidbar.

Lippen und Mundschleimhaut

Lippenkarzinome werden vom Dermatologen häufig mit Röntgenstrahlen behandelt. Andererseits ist die Zahl von Patienten mit Zungen- und Wangenschleimhautkarzinomen, die sich dem Dermatologen vorstellen, relativ gering. Auch ist in letzteren Fällen zur Festlegung der oft sehr schwierigen Therapieform ein Konsilium mit einem Radiologen, einem HNO-Arzt und gegebenenfalls einem Chirurgen anzustreben!

Das *Lippenkarzinom* bevorzugt die Unterlippe. Als spinozelluläres Karzinom an der Unterlippe zeigt es primär-exophytisches oder primär-endophytisches Wachstum. Lymphknotenmetastasen manifestieren sich als submentale und submandibuläre Lymphknotenmetastasen je nach Karzinom-Lokalisation am medialen oder lateralen Anteil der Unterlippe.
Auch Basaliome können per continuitatem die Lippe erreichen; sie sind gern an der Oberlippe lokalisiert.

Indikation Karzinome in dieser Lokalisation gehören zu den dankbaren Indikationen der Röntgenbestrahlungstherapie (Abb. 37a und b, s. S. 121). Im Einzelfall ist die Frage des operativen oder radiologischen Vorgehens gegeneinander abzuwägen. Wir bevorzugen bei sehr kleinen und sehr großen Lippenkarzinomen chirurgisches Vorgehen. Neben der Größe des spinozellulären Karzinoms und seinem Sitz spielen natürlich andere Faktoren wie Alter des Patienten, der histologische Differenzierungsgrad usw. bei der Indikationsstellung zur Röntgentherapie eine Rolle (vgl. hierzu S. 62).

Technisches Vorgehen Auf ausreichende Feldgröße ist bei der Bestrahlung von Lippenkarzinomen besonders zu achten! Schutz von Gingiva und Zähnen durch eine mit Gummifingerling überzogene Bleiplatte (0,5—1,0 mm Stärke) ist wichtig. Eine umgebende Präkanzerose (Cheilitis abrasiva praecancerosa, aktinische Cheilitis, Leukoplakie) sollte innerhalb des Bestrahlungsfeldes, das durch ein entsprechend geschnittenes Lochblei abgegrenzt wird, liegen.

Strahlenqualität Je nach Ausdehnung des Tumors sollten Weichstrahlqualitäten mit einer GHWT von 8,0—18,0 mm (HWD 0,4—1,4 mm Al; FHA 15 bis 30 cm) bevorzugt werden.

Dosierung Die Gesamtdosen liegen je nach erreichtem Tumorschwund zwischen 5000 und 8000 R. Die Einzeldosen sollten bei Lippenkarzinomen bis zu einem Felddurchmesser von 4 cm bei 500 R liegen, bei Tumoren über 4 cm sind Einzeldosen von 350—400 R zu bevorzugen. Auch hier ist die Einschaltung von Bestrahlungspausen von 8—10 Tagen besonders bei exophytisch-grobknotigen Tumoren von Vorteil. Letztere können auch vor Bestrahlungsbeginn abgetragen werden.

Die Erosivreaktion am Übergangsepithel der Lippen ist intensiver und tritt früher auf, als in einer anderen Lokalisation der Haut. Auch die Erosivreaktion an der Lippenschleimhaut stellt sich früher ein und ist schmerzhaft (Behandlung mit z.B. Dynexan®). Die Gesamtdosis sollte nach dem Tumorschwund (Palpation!) bemessen werden.

Bei großflächigen Tumoren, die ein großes Bestrahlungsfeld erfordern, ist die Gesamtdosis niedriger anzusetzen.

Therapieerfolg Im Durchschnitt wird eine 5-Jahres-Heilung von 65% angegeben. Die 5-Jahres-Überlebensdauer sowohl für operierte als auch für bestrahlte Lippenkarzinome liegt bei 73 bzw. 72%. Entscheidend für den Bestrahlungserfolg ist das Fehlen von Metastasen bei Behandlungsbeginn. Nicht jede Lymphknotenvergrößerung sollte als Metastase angesehen werden (evtl. histologische Untersuchung!).

Metastasierung (regionäres Lymphabflußgebiet) Beim Vorhandensein von regionären lymphogenen Metastasen kommen chirurgische Maßnahmen („neck dissection"), oder strahlentherapeutische Maßnahmen (schnelle Elektronen oder [prä- oder] postoperative Bestrahlung bei therapeutischer „neck dissection") in Frage. Diese Strahlentherapie gehört in die Hand des Radiologen!

Wangenschleimhaut

Indikation Hier sollen nur die Karzinome der vorderen Wangenschleimhautregion, die meistens Plattenepithelkarzinome sind, mit Röntgenstrahlen behandelt werden. Die Aggressivität und Metastasierungstendenz dieser Karzinome ist groß.

Bei sehr flächenhaften Tumoren sollte anderen Behandlungsmethoden (Hochvolttherapie mit schnellen Elektronen, oder chirurgischen Maßnahmen) der Vorzug gegeben werden.

Das Nahbestrahlungsverfahren kommt nur dann in Frage, wenn der Tumor mit der erforderlichen Sicherheitszone exakt einzustellen ist.

Strahlenqualität Die Strahlenqualität sollte wegen der meist großen Neigung zu raschem Wachstum nicht unter einer HWD von 0,8 mm Al; FHA 30 cm, d. h. einer GHWT von 13,0 mm, liegen.

Dosierung Im allgemeinen werden Gesamtdosen von 6000—8000 R unabhängig von der Technik verabreicht. Die Einzeldosen liegen bei 400—500 R.

Therapieerfolg Die Strahlentherapie wird von der Zugänglichkeit des Tumors, von der Beherrschung von Sekundärinfektionen sowie von der Möglichkeit zur Vermeidung der Kiefernekrose bestimmt.

Zusammenfassend läßt sich eine leichte Überlegenheit von konventionellen Strahlen in Kombination mit der Radiumtherapie postulieren. Die Elektronentherapie bringt in Fällen ohne Metastasen befriedigendere Resultate.

Rumpf

Wegen der größeren Strahlenempfindlichkeit der Rumpfhaut im Vergleich zur chronisch-lichtexponierten Haut von Gesicht und Handrücken sollte man mit der Dosierung vorsichtig sein, um Röntgenspätveränderungen (poikilodermatisches Röntgenoderm) zu vermeiden.

Indikation Ist ein Tumor an der Rumpfhaut ebenso operativ zu behandeln, sollte nicht zuletzt auch aus kosmetischen Gründen auf eine Bestrahlung verzichtet werden. Allerdings sollte die Entstehungsmöglichkeit eines Keloids nach chirurgischen Maßnahmen auch nicht vergessen werden.

Strahlenqualität Ihre Auswahl erfolgt nach den allgemeinen Grundsätzen (HWD 0,2—0,4 mm Al; FHA 30 cm; GHWT 4,0—8,0 mm).

Dosierung Einzeldosen von 200—300 R liefern kosmetisch günstigere Spätresultate. Mit der Verkleinerung der Einzeldosen ist jedoch eine Erhöhung der Gesamtdosis erforderlich, so daß der niedrigen Fraktionierung aus diesem Grunde Grenzen gesetzt sind.

Im Bereich der *Dornfortsätze* der Wirbelsäule sollte man mit einer Röntgentherapie vorsichtig sein, da hier besonders leicht Kombinationsschäden (Röntgenulcus, schmerzhafte Narben) entstehen können.

Bestrahlung von diffuser Hautmetastasierung bei Mammakarzinom (Cancer en cuirasse, Lymphangiosis carcinomatosa)

Hierbei erreicht man mit Röntgenweichstrahlen aus einem Focus-Haut-Abstand von 30 cm an mehreren nebeneinander liegenden Feldern (20 × 20 cm) befriedigende Palliativerfolge.

Strahlenqualität Eine GHWT von 7,5—13,0 mm (HWD 0,4—0,8 mm Al; FHA 30 cm) entsprechend der Tiefenausdehnung der Tumoren reicht in den meisten Fällen aus.

Dosierung Tägliche Dosen von 200 R werden bis zu einer Gesamtdosis von 3 000—4 000 R einbestrahlt. Es wird empfohlen, bei mehr als 2 Feldern jedes Feld nur jeden 2. Tag zu bestrahlen.

Therapieerfolg Palliativ.

Der Bestrahlungserfolg von Karzinomen an der Rumpfhaut ist im Hinblick auf den Tumorschwund ausgezeichnet, häufig jedoch entwickeln sich kosmetisch sehr störende Spätveränderungen (poikilodermatisches Röntgenoderm).

Extremitäten

Die Strahlenempfindlichkeit der Haut an Extremitäten ist größer als im Gesichtsbereich und entspricht ihrer Reaktionsfähigkeit etwa der Rumpfhaut. Die Strahlenempfindlichkeit der Extremitäten kann auch, bedingt durch schlechte Kreislaufverhältnisse an den Acren, größer sein als die Strahlenempfindlichkeit der Rumpfhaut. An Fingern, Zehen, Hand und Fußrücken liegt die Haut direkt dem Knochen auf, so daß die Belastungsfähigkeit der Haut hier deutlich geringer ist!

Strahlenqualität Die Strahlenqualität sollte bei dieser Lokalisation wegen des oben Gesagten niedriger gewählt werden (beispielsweise HWD 0,2 mm Al; FHA 30 cm; GHWT 4,0 mm).

Dosierung Die Gesamtdosis und die Einzeldosen sollten ebenfalls reduziert werden. Eine Dosis von 8 000 R, die beispielsweise an der Wange ohne weiteres toleriert wird, führt zu schweren Strahlenreaktionen am Handrücken. Deshalb sollten hier höhere Dosen als 4000—4500 R nicht verabreicht werden (Einzelfraktionen von 300—400 R).

Therapieerfolg Strahlenschäden kommen bei Tumoren in dieser Lokalisation (besonders Dorsalflächen von Händen und Füßen) häufiger vor; besonders wenn diese Felder größer sind als 1,5 cm Durchmesser. Chirurgischen Maßnahmen ist möglichst der Vorzug zu geben!

Anogenitalregion

Vor jeder Röntgentherapie in dieser Lokalisation sollte, um die genaue Ausdehnung des Tumors festzustellen, eine rektoskopische Untersuchung durchgeführt werden. Zum Gonadenschutz ist der Bleibeutel zur Abdeckung des Scrotums mit Bleiplatte vorzuziehen.

Bei der *Indikationsstellung* sollte berücksichtigt werden, daß chirurgisches Vorgehen vielfach bessere Resultate bringen als röntgentherapeutische Maßnahmen!

Im übrigen gelten die Regeln der Tumorröntgentherapie!

Penis

Prädilektionsstellen des Peniskarzinoms sind die Dorsalseite der Glans penis, der Sulcus coronarius oder das Praeputium. Die Prognose des Peniskarzinoms ist schlecht.

Indikation Entscheidend für die röntgenologische Indikation beim Peniskarzinom ist die Ausdehnung des Tumors und Beteiligung der regionären Lymphknoten. Ist die Bucksche Faszie noch nicht durchbrochen, sind therapeutische Erfolge mit Weichstrahlen zu erzielen. Sonst kommt nur die Penisamputation in Frage. Chirurgische Maßnahmen kommen vor allem bei ausgedehnten ulzerierten Peniskarzinomen mit schwerer Entzündung und Lymphknotenbeteiligung in Betracht. Wir sind in der Bestrahlung von Peniskarzinomen, nicht zuletzt auch im Hinblick auf die Spätfolgen (Röntgenoderm), sehr zurückhaltend. Die Frage einer Behandlung mit schnellen Elektronen sollte mit dem Radiologen diskutiert werden.

Strahlenqualität Weichstrahlqualitäten mit einer der Tumorausdehnung entsprechenden GHWT sollten auch hier gewählt werden (beispielsweise HWD 0,2 mm Al; FHA 30,0 cm; GHWT 4,0 mm).

Dosierung Bei kleineren Herden sollten Einzeldosen von 300—400 R bis zu einer Gesamtdosis von 7000—8000 R (Tumorschwund!) eingestrahlt werden. Gerade bei zirkulär angeordneten Karzinomen haben sich Weichstrahlen besser bewährt. Hier kann oder muß in mehreren Feldern bestrahlt werden. Die Einzel- und Gesamtdosen liegen entsprechend niedriger. 8—14tägige Bestrahlungspausen sollten eingehalten werden. Eine antibakterielle und antiphlogistische örtliche Behandlung sollte während der Bestrahlung durchgeführt werden (Bäder mit dünner Kaliumpermanganat-Lösung, Kamillosan-Lösung usw.).

Bestrahlungserfolg Dieser hängt von der Ausdehnung und den bereits bestehenden Metastasen ab. In Anfangsstadien 5-Jahres-Heilung bis zu 82%. Wichtig ist regelmäßige Kontrolle!

Spätveränderungen, wie schuppende Röntgenoderme oder Röntgenulcera, können durch entsprechende Lokalbehandlung oder chirurgische Versorgung zur Abheilung gebracht werden.

Vulva

Bei älteren Frauen treten in dieser Region vor allem Plattenepithelkarzinome mit schlechter Prognose auf. Nicht selten entwickeln sie sich auf dem Boden eines Lichen sclerosus et atrophicus.

Die *Indikation* zur Röntgentherapie des Vulvakarzinom sollte in Zusammenarbeit mit dem Fachradiologen und Gynäkologen gestellt werden. Vulvakarzinome gehören primär nicht in die Hand des Dermatologen!

In der letzten Zeit wurde über beachtenswerte Erfolge der Hochvolttherapie mit schnellen Elektronen berichtet.

Pseudorezidive

Klinisch kommen sie als wuchernde Granulationen, ringförmige hypertrophische Narbenbildungen und warzig-papillomatöse Wucherungen vor. Prädilektionsstellen sind Gesicht und Nasenregion.

Histologisch zeigt sich eine hyperkeratotische, akanthotische Verbreiterung der Epidermis mit Rundzelleninfiltraten im papillomatösen Papillarkörper, evtl. Riesenzellen und eine Gefäßerweiterung.

Ursachen Tubussekundärstrahlung, Druck des Tubusrandes, Durchblutungsstörungen, seborrhoischer Hauttyp, Lebensalter und Tumorart.

Therapie Eine Behandlung ist nicht erforderlich, jedoch Kontrollen in regelmäßigen Zeitabständen. Rückbildung 2—6 Monate nach Abschluß der Bestrahlung. Aufklärung des Patienten! Gegebenenfalls histologische Kontrolle.

5. Malignes Melanom

Der Streit über die Zweckmäßigkeit einer *chirurgischen, radiologischen* oder *kombinierten* Behandlung des malignen Melanoms ist auch heute noch nicht abgeschlossen. Tödlicher Ausgang kann beim malignen Melanom über der 5-Jahres-Grenze hinaus nach 5—10jährigem erscheinungsfreiem Intervall möglich sein. Dies erschwert die Auswertung der Statistiken und damit die Aussagen über den Wert der einzelnen Behandlungsmethoden. Entscheidend für die Prognose des malignen Melanoms sind erstens die Entstehungsart (z.B. auf dem Boden eines Pigmentnaevus, auf unveränderter Haut oder auf dem Boden einer Melanosis circumscripta praecancerosa), der Sitz des Primärtumors sowie eine evtl. vorhandene Metastasierung.

In der letzten Zeit setzt sich in zunehmendem Maße die Haltung durch, daß die malignen Melanome am zweckmäßigsten *operativ* behandelt werden sollten. Das operative Therapieverfahren wird auch von uns bevorzugt. Die *alleinige Röntgenbestrahlung* des malignen Melanoms wird wegen der relativen Strahlenunempfindlichkeit dieses Tumors immer mehr *verlassen* (Gesamtdosen von 12 000 bis 20 000 R sind erforderlich). Auch die *radiologisch-chirurgische Kombinationstherapie* wird durchgeführt. Bei diesem Therapieverfahren wird eine Dosis von etwa 6000 R einmalig auf den Primärtumor verabreicht, gefolgt von der Exzision des gesamten Bestrahlungsgebietes innerhalb der nächsten 60—80 min (das kurze Zeitintervall ist wegen der entstehenden Hyperämie im Bestrahlungsfeld wichtig! Literatur bei Hornstein, 1972). In Kombination mit dieser Methode wird vielfach auch die prophylaktische Lymphonodektomie in Zusammenarbeit mit den Chirurgen vorgenommen (Hornstein, 1972). Manche Autoren befürworten indessen die Ausräumung der Lymphknoten nur im Stadium II.

Die Frage nach dem Wert einer Behandlung mit *schnellen Elektronen* ist heute noch nicht sicher zu beantworten. Die bis jetzt vorliegenden Ergebnisse scheinen relativ günstig zu sein.

Bei uns wird das *operative Vorgehen* in folgender Form bevorzugt. Maligne Melanome im Stadium I werden mit einem entsprechend großen Sicherheitsabstand (3,0—5,0 cm) weit im Gesunden seitlich und zur Tiefe hin mit dem Skalpell oder elektrochirurgisch exzidiert und der Defekt plastisch gedeckt. Wenn eine Exzision weit im Gesunden nicht möglich ist, wird amputiert (beispielsweise Melanom am Finger). Die regionalen Lymphknoten werden nur bei klinischem Metastasenverdacht exzidiert.

Beim malignen Melanom im Stadium II gleicht das Vorgehen dem obigen Verfahren, hierbei werden aber die regionalen Lymphknoten und wenn möglich die Lymphbahnen zwischen Tumor und Lymphknoten exzidiert.

Im Stadium III besitzt jede therapeutische Methode, ob Operation oder Strahlentherapie, nur einen palliativen Charakter. Zusätzlich kommt spezifische oder unspezifische Stimulierung immunologischer Leistungen des Organismus in Betracht.

Therapieerfolg Neue Statistiken (Näheres bei Storck *et al.*, 1972) zeigen, daß die 5-Jahres-Überlebensrate im Stadium I (Primärtumor ohne regionale Lymphknotenmetastasen) bei allen Methoden rund 51% beträgt. Auf die Schwierigkeiten der Beurteilung dieser Statistiken („5-Jahres-Heilung" gilt nicht bei Melanom) wurde jedoch oben hingewiesen. Die besten therapeutischen Ergebnisse werden dann erzielt, wenn die Melanome möglichst früh (frühes Stadium I) behandelt werden.

VII. Maligne mesodermale Neoplasien (Sarkome)

Maligne mesodermale Geschwülste spielen gegenüber malignen epithelialen Tumoren der Haut zahlenmäßig eine nur geringere Rolle. Strahlentherapeutische Resultate bei Sarkomen sind wegen der geringen Zahl der literarischen Mitteilungen, der ungenauen Definition des Ausgangspunktes der Tumoren und nicht zuletzt wegen Nomenklaturschwierigkeiten schwer beurteilbar.

Fibrosarkom

Dermatoröntgentherapeutische Gesichtspunkte zur Behandlung des Fibrosarkoms wurden auf S. 78 dargestellt.

Dermatofibrosarcoma protuberans

Siehe S. 78.

Sarcoma idiopathicum haemorrhagicum multiplex Kaposi

Siehe S. 74.

Angioplastisches Reticulosarkom (Hämangiosarkome)

Sehr seltene und therapieresistente Tumoren. Therapieversuche mit Röntgenweichstrahltherapie und schnellen Elektronen (Betatron®, 2000—4500 R) haben keine nennenswerte Erfolge gebracht.

Malignes Hämangioendotheliom

Bei diesen Tumoren sind, wenn sie von der Haut ausgehen, weniger günstige, wenn sie von anderen Organen ausgehen, jedoch gute Resultate von einer Röntgenstrahlentherapie zu erwarten.

Malignes Hämangiopericytom

Eine Indikation zur Strahlentherapie ist nicht gegeben, chirurgische Behandlung ist vorzuziehen.
Palliativdosen von ca. 3000 R und Tumordosen von 7000—8000 R wurden empfohlen.

Lymphangiosarkome

Diese Tumoren, welche noch am häufigsten als Hämangio-Lymphangio-Sarkome (Stewart-Treves-Syndrom) in Ödemen nach Mastektomie auftreten, sind selten. Ein strahlentherapeutischer Versuch ist evtl. angezeigt.

Sarkome des Fettgewebes

Diese gehören in das Fachgebiet des Radiologen.

Leiomyosarkom

Die Strahlentherapie kommt höchstens als ergänzende Maßnahme zum chirurgischen Vorgehen in Frage. Sie wird in erster Linie mit schnellen Elektronen (Betatron®) erfolgen.

Myxosarkom

Sie sind selten und therapeutisch äußerst schwer zugänglich. Operative Entfernung steht im Vordergrund der therapeutischen Bemühungen. Gegebenenfalls Versuch mit Elektronenbestrahlung (Betatron®).

VIII. Lymphoplasien und Retikulosen der Haut

1. Lymphoplasien der Haut

Lymphadenosis cutis benigna

Bei der Lymphadenosis cutis benigna handelt es sich um gutartige, rückbildungsfähige lymphoretikuläre Hyperplasien in der Haut.
Die *Indikation* zur Röntgenweichstrahltherapie ist bei ergebnisloser Penicillin-Therapie gegeben.
Strahlenqualitäten mit einer GHWT von 3,0—8,0 mm (HWD 0,2—0,4 mm Al; FHA 15—30 cm) werden empfohlen.

Dosierung Einzeldosen von 50 R bis zu einer Gesamtdosis von 500 R oder Einzeldosen von 3—4mal 300 R im Abstand von 3—4 Wochen bis zu einer Gesamtdosis von 900—1200 R werden empfohlen. Es sollte jedoch berücksichtigt werden, daß im Frühstadium bereits ein gutes Ansprechen auf sehr kleine Einzeldosen gegeben sein kann.

Therapieerfolg Günstige Resultate.

Spiegler-Fendtsches Sarkoid

Die Dermatoröntgentherapie gestaltet sich wie bei Lymphadenosis cutis benigna. GHWT entsprechend der Tumordicke auswählen!

Lymphocytäre Infiltration der Haut (Lymphocytic Infiltration of the Skin)
(Jessner und Kanof)

Keine sichere Indikation zur Dermatoröntgentherapie.

2. Retikulosen der Haut

Hauterscheinungen bei Retikulosen, Retikulosarkom und Retikulosarkomatose sind im allgemeinen strahlenempfindlich, besonders wenn sie primär in der Haut entstehen. Die Rezidivneigung ist groß. Keine Bestrahlung ohne histologisch gesicherte Diagnose!

Indikation Die Indikation zur Röntgenbehandlung ist wegen des guten Ansprechens auf Röntgenstrahlen gegeben.

Strahlenqualität Bei kleineren, flachen, tumorösen Veränderungen sollte die Therapie unter Weichstrahlbedingungen durchgeführt werden. Weichstrahlen mit einer GHWT entsprechend der Tiefenausdehnung des Tumors (HWD 0,2 bis 1,4 mm Al; FHA 30 cm; GHWT 4,0—18,0 mm).

Dosierung 150—200 R in 2—8tägigen Intervallen zunächst 4—5mal bis zu einer Gesamtdosis von 800—1000 R. Bei Retothelsarkom sind höhere Dosen (3000—5000 R) bei 1—2tägiger Fraktionierung erforderlich.

Bei *generalisierten flach infiltrativen Formen* kommt auch *Röntgenfernbestrahlung* in Frage. Die technischen Einzelheiten der Röntgenfernbestrahlung sind auf S. 156 beschrieben. Hierbei werden Einzeldosen von 100 R in täglichen Fraktionen bis zu einer Gesamtdosis von 500—1500 R eingestrahlt. Bei einzelnen, stärker infiltrierenden knotigen Tumoren kommt auch Elektronentherapie (Betatron®) in Betracht.

Therapieerfolg Strahlentherapie ist bei den primär an der Haut lokalisierten Formen die Therapie der Wahl. Die Prognose bleibt natürlich infaust. Die Überlebensquoten sind bei den malignen kutanen Retikulosen relativ hoch, wenn es sich um regionär begrenzte Erscheinungen handelt. Bei autochthon-multi-zentrisch entstandenen Verlaufsformen (sog. Reticulosarkomatose Gottron) ist die Prognose absolut infaust. Außerdem ist nach Bestrahlung oft zunehmende Strahlenresistenz zu beobachten.

Hand-Schüller-Christiansche Erkrankung

Bei dieser Erkrankung ist die *Indikation* zur Röntgenstrahlentherapie gewöhnlich nicht gegeben. Gelegentlich sahen wir vorübergehende Besserungen der Hautherde unter Anwendung von Röntgenweichstrahlen (HWD 0,2 mm Al; FHA 30 cm; GHWT 4,0 mm) in niedrigen Dosen (Einzelfraktionen von 200 R in 2tägigen Abständen bis zu einer Gesamtdosis von 1000 R).

Abt-Letterer-Siwe-Krankheit

Die Erkrankung stellt in der Regel keine Indikation zur Röntgentherapie dar. In einem Fall behandelte Storck erfolgreich die Hautveränderungen mit Röntgenweichstrahlen (29 kV, Filter 0,5 mm Al; HWD 0,3 mm Al; 7mal 100 R).

Plasmocytom

Die *Indikation* zur Strahlenbehandlung dieser Erkrankung ist nur bei einzelnen Knochenherden gegeben.

Neben einer intratumoralen Implantation von Radiogold wurden Gaben von Jod-131-Serumalbumin in höherer Dosierung sowie Versuche mit Yttrium-90 unternommen.
Insgesamt spielt die Strahlentherapie beim Plasmocytom im Vergleich zur cytostatischen Behandlung keine wesentliche Rolle. Sie ist dem Radiologen vorbehalten.

Mastocytosen

Isoliertes Mastocytom, Urticaria pigmentosa, diffuse Mastocytose.
Keine Indikation zur Dermatoröntgentherapie!

3. Granulomatöse Retikulosen

Mycosis fungoides

Die Mycosis fungoides (M.f.) wird klinisch in 3 Stadien unterteilt:

1. Das prämykotische Stadium,
2. das infiltrative Stadium,
3. das tumoröse Stadium.

Indikation Die Röntgentherapie ist neben Corticoiden und Cytostatica heute noch immer die Therapie der Wahl bei Mycosis fungoides. Die Strahlenempfindlichkeit der M.f.-Herde ist sehr hoch, allerdings können Rezidive und neue Erscheinungen nicht verhindert werden. Weil die inneren Organe erst in den Spätstadien beteiligt sind, bleibt die Dermatoröntgentherapie als bevorzugtes therapeutisches Vorgehen bei der Mycosis fungoides im Verlauf der Krankheit lange Zeit im Vordergrund. In letzter Zeit sind günstige therapeutische Resultate bei der Bestrahlung ausgedehnter M.f.-Herde auch mit schnellen Elektronen bei niedriger Energie (2,5—5,0 MeV) beschrieben worden, ferner auch mit örtlicher N-Lost-Therapie.

Grundsätzlich sollte die M.f. zurückhaltend behandelt werden. „Man soll sein Pulver nicht zu früh verschießen" (O. Gans)! Da zunehmende Strahlen-

Prämykotisches Stadium 113

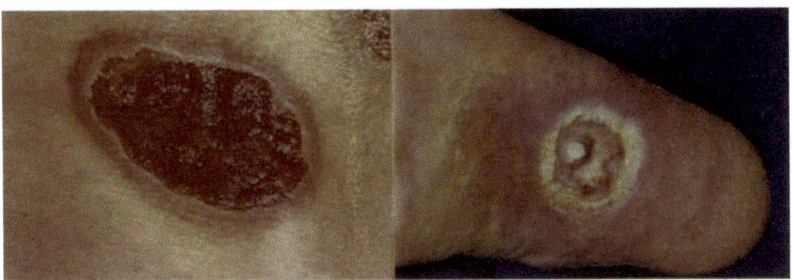

Abb. 30 Abb. 31

Abb. 30. Erosivreaktion (Einzelfraktionen von 200—350 R täglich verabreicht, Gesamtdosis 5350 R, HWD 0,3 mm Al, FHA 30 cm, Zustand 12 Tage nach Abschluß der Bestrahlung)

Abb. 31. Akutes Röntgenulcus (aufgetreten nach Röntgenbestrahlung eines malignen Melanoms)

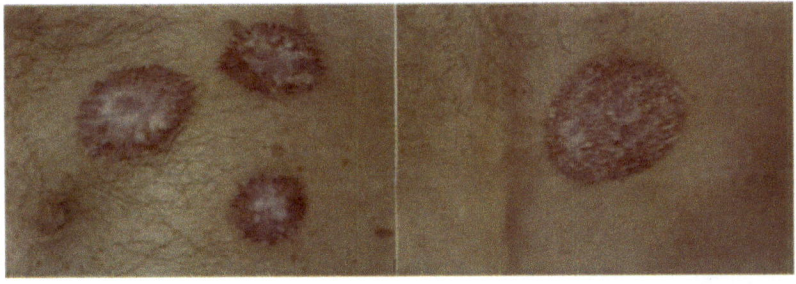

a b
Abb. 32a u. b. Röntgenoderme

resistenz der Hauterscheinungen nicht selten ist, wenden wir erst Röntgenstrahlen dann an, wenn örtlich-konservative (z.B. glucocorticoidhaltige Externa, UV-Licht) keinen ausreichenden Erfolg mehr bringen.

Prämykotisches Stadium

Bei der geringen Tiefenausdehnung der erythematoiden, ekzematoiden oder psoriasiformen Hauterscheinungen genügen häufig Grenzstrahlen oder schwach gefilterte Weichstrahlen. Mit strahlentherapeutischen Maßnahmen sollte man in diesem Stadium zurückhaltend sein und nach Möglichkeit zunächst andere Maßnahmen wie fluorierte Glucocorticoide oder UV-Bestrahlung ergreifen.

Strahlenqualität Grenzstrahlen und Röntgenweichstrahlen mit einer GHWT von 1,5—2,0 mm reichen meistens aus.

Dosierung 3—4mal 50—200 R in wöchentlichen Abständen bis zu einer Gesamtdosis von 200—800 R.

Bei *erythrodermatischen Hautveränderungen* ist *Röntgenfernbestrahlung* die therapeutische Methode der Wahl. Hierbei werden 50—200 R täglich oder in 2tägigen Abständen bis zu einer Gesamtdosis von etwa 500—1000 R zunächst auf die vordere und anschließend auf die rückseitige Körperhälfte verabreicht (technisches Vorgehen s. S. 159).

Infiltratives Stadium

Strahlenqualität In diesem Stadium sind etwas *härtere Strahlenqualitäten* erforderlich. Je nach dem klinischen und histologischen Befund sind Weichstrahlen mit einer GHWT von 3,0—10,0 mm in der Regel empfehlenswert.

Dosierung 3—5mal 200 R in 2—8tägigen Abständen bis zu einer Gesamtdosis von 600—1000 R.

Bei *generalisierten Veränderungen* liefert *Röntgenfernbestrahlung* auch hier sehr gute therapeutische Resultate (technisches Vorgehen s. S. 159). Einzeldosen von 80 bis 100 R/Körperseite werden täglich bis zu Gesamtdosen von 1000—1500 R verabreicht. Vorsicht bei gleichzeitiger Gabe von Cytostatica: Zu rascher Tumorschwund kann toxische Allgemeinreaktionen verursachen (Blutbildkontrollen!) (Abb. 39, s. S. 157).

Tumoröses Stadium (Abb. 38a, s. S. 124).

Strahlenqualität Weichstrahlqualitäten werden bei ausreichender Feldgröße je nach Tumordicke mit einer GHWT von 3,0—18,0 mm (HWD 0,2—1,4 mm Al; FHA 30 cm) gewählt.

Dosierung Einzeldosen von 150—300 R werden 2mal wöchentlich bis zum Tumorschwund verabreicht. Die Gesamtdosen betragen in der Regel 1000 bis 2000 R.

In allen Stadien der Mycosis fungoides ist es wichtig, sich stets zu vergegenwärtigen, daß wegen Entwicklung einer zunehmenden Strahlenresistenz der Hautveränderungen im Verlauf der Krankheit stets minimale therapeutische Dosen verabreicht werden sollten.

Therapieerfolg Ausgezeichnete palliative therapeutische Erfolge sind in allen Stadien der Mycosis fungoides zu erzielen (Abb. 38a und b, s. S. 124). Röntgenstrahlen gehören auch heute noch zum wichtigsten Arsenal in der Therapie der Mycosis fungoides, zusammen mit UV-Strahlen, Glucocorticoiden (systematisch und lokal) und Cytostatica. Man sollte stets versuchen, mit minimalen, eben noch wirksamen Dosen auszukommen.

Lymphogranulomatosis maligna der Haut (Morbus Hodgkin)

1 Primäre Lymphogranulomatose der Haut

Die Hauterscheinungen dieser Form sind relativ wenig strahlenempfindlich.

Strahlenqualität Je nach Tiefenausdehnung der Veränderungen wird eine GHWT von 1,0—3,0 cm gewählt (HWD 1,0—1,4 mm Al; FHA 30 cm, oder konventionelle Röntgenstrahlen mit Röhrenspannung von 100—200 kV).

Dosierung Herddosen von 1 000—4 000 R in Einzelfraktionen von 100—200 R werden empfohlen.

2 Sekundäre Lymphogranulomatose der Haut bei viszeraler Lymphogranulomatosis maligna

Die Strahlensensibilität der spezifischen maculo-papulösen bis kleinknotigen Hautveränderungen ist von Fall zu Fall unterschiedlich.

Strahlenqualität Entsprechend der Tiefenausdehnung der Hautveränderungen wird die GHWT der verwendeten Strahlen gewählt.

Dosierung Herddosen von 500—1 000 R werden in niedrigen Einzelfraktionen (150—200 R) verabreicht. Bei der Bestrahlung sollte Zurückhaltung geübt werden, um die Regressionstendenz der Herde beurteilen zu können. Vereinzelt können auch höhere Gesamtdosen (4 000 R) notwendig werden.

Bestrahlungserfolg Gewöhnlich relativ günstiges Ansprechen der Veränderungen. Unterschiedliche Strahlensensibilität der Hautveränderungen. Gegen die Kombination von Chemotherapie und Bestrahlung besteht grundsätzlich kein Einwand.

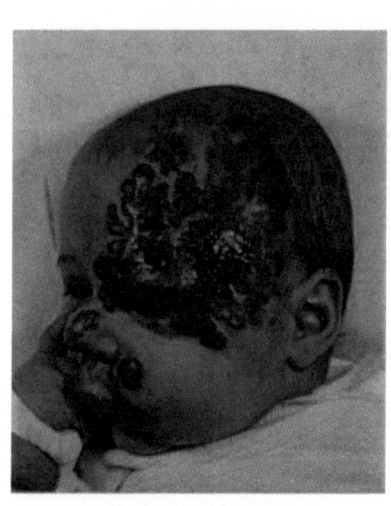
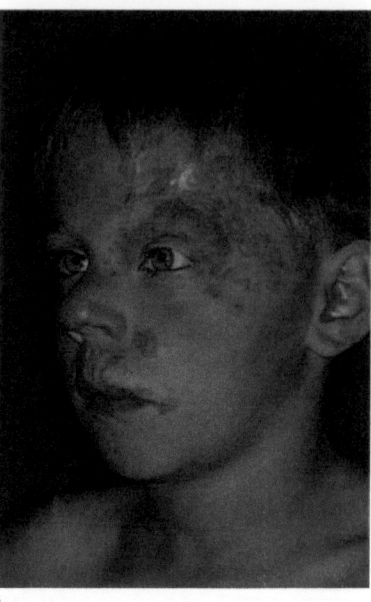

a b

Abb. 33. a Haemangioma cavernosum. b Zustand nach Röntgen-Weichstrahlbehandlung, 6 Jahre später (Einzelfraktionen von 50—100 R, Gesamtdosis von 300—750 R in 4 Feldern unterteilt verabreicht. HWD 0,9—1,4 mm Al, FHA 15 und 30 cm)

3 Unspezifische Hautveränderungen

Pruritus, ekzematoide oder prurigoartige Veränderungen können mit Röntgenweichstrahlen (HWD 0,2—0,3 mm Al; FHA 15—30 cm; GHWT 2,0—5,0 mm) in einer *Dosierung* von 3—4mal 150—200 R gewöhnlich günstig beeinflußt werden.

Bei *erythrodermatischen Veränderungen* liefert *Röntgenfernbestrahlung* (3mal wöchentlich Einzeldosen von 80—100 R, technisches Vorgehen s. S. 159) günstige Resultate (Abb. 39).

Die innerliche Behandlung der Lymphogranulomatose wird durch die Strahlenbehandlung der Haut nicht unterbrochen!

4. Leukosen (Leukämien) der Haut

Weil für die Dermatoröntgentherapie kein Unterschied zwischen der lymphatischen und myeloischen Leukämie besteht, sollen beide gemeinsam besprochen werden.

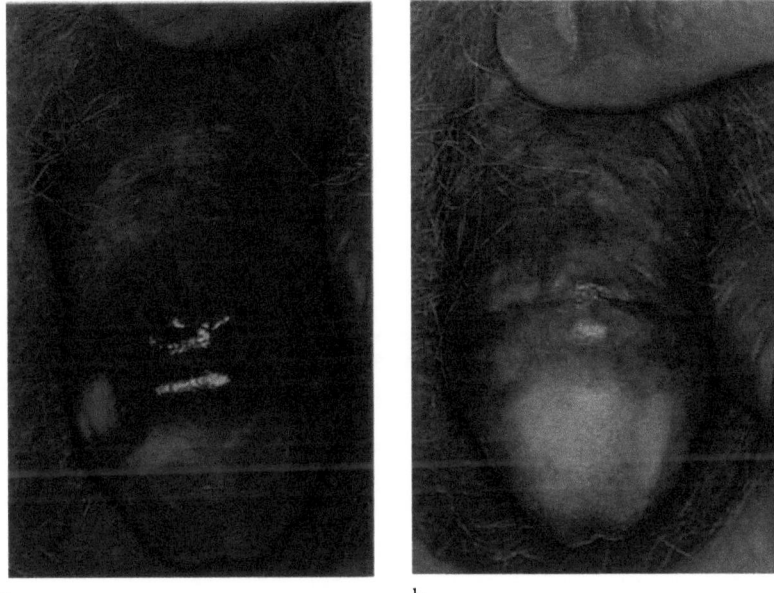

Abb. 34. a Erythroplasie. b Zustand nach Röntgen-Weichstrahlbehandlung, 5 Monate später (Einzelfraktionen von 300 R in 1—2tägigen Abständen verabreicht, Gesamtdosis 6600 R, HWD 0,3 mm Al, FHA 15 cm)

1 Ekzemähnliche Veränderungen

Ekzemähnliche spezifische Veränderungen sind durch „Ekzemdosen" gut zu beeinflussen.

Strahlenqualität   Gelegentlich reichen Grenzstrahlenqualitäten aus.

Dosierung   3—4mal 100—150 R in 1wöchigen Intervallen.

2 Generalisierte erythrodermatische Formen

Bei der primären Form kommt die *Röntgenfernbestrahlung* der Haut in Frage (technisches Vorgehen s. S. 159).

Die Gesamtdosis beträgt je nach Reaktion 500—1500 R.

3 Tumoröse Formen

Diese zeichnen sich durch eine hohe Strahlensensibilität aus.

Strahlenqualität Strahlenqualitäten mit einer GHWT von 4,0—18,0 mm (HWD 0,2—1,4 mm Al; FHA 30 cm) reichen in der Regel aus. Tiefer reichende Tumoren erfordern die Anwendung von Bedingungen der Halbtiefen- (HWD 2,0—3,0 mm Al; FHA ~10 cm) oder Tiefentherapie (GHWT 5,0—8,0 cm; HWD 0,8—5,0 mm Cu; FHA 30—50 cm). Konsilium mit dem Radiologen empfehlenswert!

Dosierung Zunächst werden 3—4mal 150—200 R in täglicher Fraktionierung verabreicht, dann wird die Rückbildungstendenz der Tumoren beobachtet. Weitere Bestrahlungen erfolgen nur, wenn die Tumoren unter diesen Dosen nicht zum Schwinden kommen.

5. Lymphosarkome

Röntgen- oder Elektronenbestrahlung ist hier indiziert.

Strahlenqualität Bei Verwendung von Weichstrahlen wird die GHWT von 4,0—18,0 mm (HWD 0,2—1,4 mm Al; FHA 30 cm) je nach Tiefenausdehnung des Tumors gewählt.

Dosierung Einzeldosen von 200—350 R bis zu einer Gesamtdosis von ca. 3000—4000 R unter Beobachtung der individuell unterschiedlichen Rückbildung des Tumors.

Therapieerfolg Schlechte Prognose bleibt. Kombination von Chemo- und Strahlentherapie ist vielfach notwendig. Konsilium mit dem Radiologen empfehlenswert!

IX. Dermatoröntgentherapie von Dermatosen
Allgemeine Vorbemerkungen

1. Indikationsstellung zur Strahlenbehandlung von Dermatosen

Die Indikationsstellung zur Strahlenbehandlung von Dermatosen erfuhr im Laufe der letzten Jahre eine zunehmende Einengung. Der Grund dafür liegt im wesentlichen in der Entwicklung moderner und sehr wirksamer Therapeutica wie Antibiotica oder Corticosteroide und der plastischen Chirurgie. Schließlich spielt auch heute noch eine irrationale, unbegründete Strahlenfurcht eine Rolle.

Bei der *Indikationsstellung zur Dermatoröntgentherapie* sollte immer bedacht werden, daß sie nur dann verantwortet werden kann, wenn keine somatischen oder genetischen Schäden gesetzt werden. Besteht eine solche Gefahr, ist sie kontraindiziert! Röntgenstrahlen sollten nur dann angewandt werden, wenn andere therapeutische Methoden nicht zum gewünschten Erfolg führen. Die Indikations-

Tabelle 5a und b. Gesichtspunkte bei der Indikationsstellung zur Röntgentherapie von Dermatosen

Tabelle 5a. *Indikationsstellung zur Röntgentherapie von Dermatosen (ausgenommen maligne Tumoren)*
1. Exakte Diagnosestellung.
2. Anwendung nur, wenn andere therapeutische Methoden nicht zum Erfolg führen.
3. Nicht bei Kindern und Jugendlichen.

Tabelle 5b. *Zur Röntgentherapie von Dermatosen*
1. Besonderheiten der Indikationsstellung (Tabelle 5a).
2. Strahlenökonomie berücksichtigen
    strenge Anpassung an die Tiefen- und Flächenausdehnung der Dermatose,
    Gesetz der *Minimaldosis*,
    höchstzulässige Dosis: 1000 R/Feld.
3. Abhängigkeit von der Lokalisation
    genetische Strahlenbelastung,
    Gesicht, behaarter Kopf usw.
4. Keine gleichzeitige Lokaltherapie (O_2-Effekt, Kombinationsschäden).

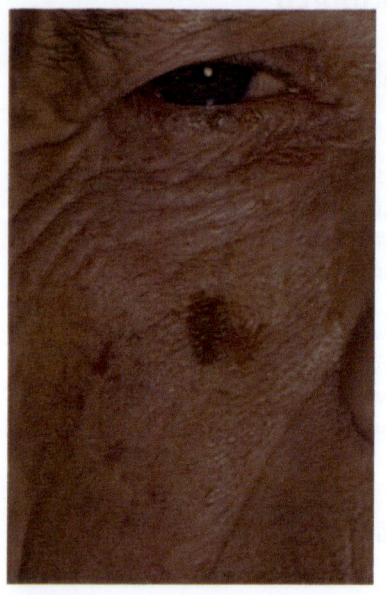 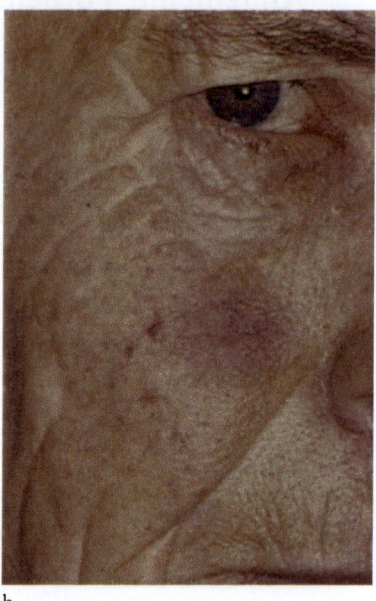

a　　　　　　　　　　　　　　　b

Abb. 35. a Melanosis circumscripta praecancerosa Dubreuilh. b Zustand nach Röntgen-Grenzstrahlbehandlung (Einzeldosen von 2000 R täglich verabreicht, Gesamtdosis 10000 R, 14,5 kV, GHWT 1,0 mm)

stellung zur Röntgentherapie bei Dermatosen ist eine komplexe und verantwortungsvolle Aufgabe. Sie setzt nicht nur dermatologisches Fachwissen voraus, sondern auch die Kenntnis röntgenphysikalischer Grundlagen.

In Tabelle 5 sind die wichtigsten Gesichtspunkte zusammengefaßt.

— Bei der Röntgentherapie von Dermatosen sollten in jedem Fall auch strahlenökonomische Überlegungen angestellt werden.

— Eine Dermatose wird nur dann ökonomisch bestrahlt, wenn die geschätzte *Tiefenausdehnung* der Hautveränderungen mit der *GHWT der vorhergesehenen Strahlung* übereinstimmt.

— Weiterhin sollte eine strenge Anpassung an die *Flächenausdehnung* der Hauterscheinungen beachtet werden.

— Schließlich ist das wichtige *Gesetz der Minimaldosis* zu beachten. Dieses besagt, daß niemals eine Dosis verabreicht werden darf, die größer ist, als die für den betreffenden Zweck notwendige Minimaldosis (Hans Meyer, 1927).

— Als *höchstzulässige Dosis* bei gutartigen Dermatosen gilt im allgemeinen 1000 R pro Feld, die in der üblichen niedrigen Fraktionierung in großen Intervallen im Laufe des Lebens verabreicht werden darf.

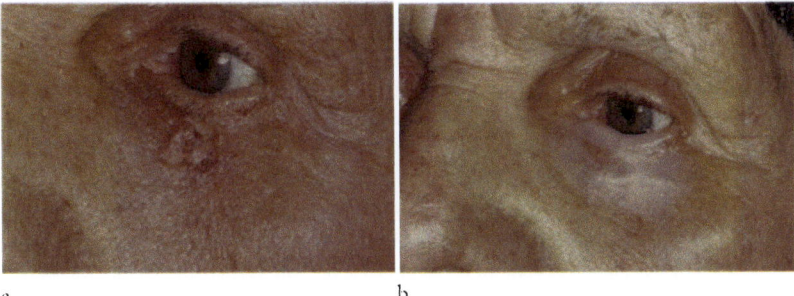

a   b

Abb. 36. a Basaliom des Unterlides. b Zustand nach Weichstrahlbehandlung, 6 Monate später (Einzeldosis von 500 R täglich verabreicht, Gesamtdosis 6500 R, HWD 0,6 mm Al, FHA 15 cm)

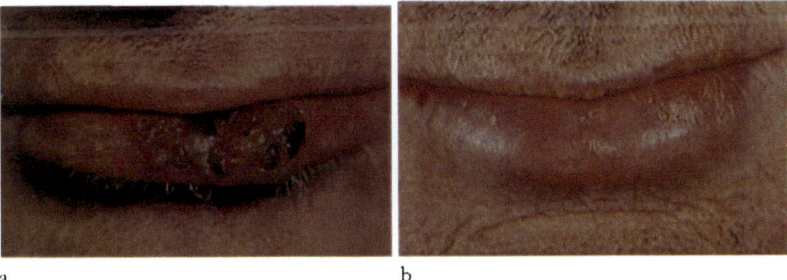

a   b

Abb. 37. a Plattenepithelkarzinom der Unterlippe. b Zustand nach Röntgen-Weichstrahlbehandlung, 5 Monate später (Einzeldosis von 500 R täglich verabreicht, Gesamtdosis 8000 R, HWD 0,9 mm Al, FHA 15 cm)

— Außerdem darf die jeweilige *Lokalisation der zu bestrahlenden Dermatosen* nicht außer acht gelassen werden: Die genetische Strahlenbelastung hängt nämlich von der Lokalisation des Herdes und der Qualität der Strahlen ab.

— *Die Hautreaktion auf Röntgenstrahlen* ist auch von der jeweiligen Hautregion abhängig und sollte um unerwünschte kosmetische Effekte zu vermeiden (z.B. am Rücken) Berücksichtigung finden.

— Eine gleichzeitige differente örtliche Behandlung der bestrahlten Herde (z.B. mit Teer, Schwefel u.a.) sollte während der Bestrahlung und eine Zeitlang nach der Bestrahlung unterbleiben, um den Sauerstoffeffekt (s. unter O_2-Effekt) nicht in Erscheinung treten zu lassen *(Kombinationsschaden!)*.

Über die *Wirkungsweise* von Röntgenstrahlen bei Dermatosen gibt es zwar viele Theorien, Sicheres ist jedoch kaum bekannt. Ihre Anwendung beruht also in den meisten Fällen auf empirischer Erfahrung.

Einige theoretische Vorstellungen sollten jedoch hier in Kürze gestreift werden:

1. Zellulär-fermentative Theorie. Durch Röntgenstrahlen soll es zu Enzymwirkungen kommen durch Freiwerden von antientzündlichen Substanzen aus zerfallenden Leukozyten, die als Stimulus zur Phagozytose wirken und auf diese Weise zur Beschleunigung von Heilungsvorgängen.

2. Beeinflussung und Unterdrückung allergischer Mechanismen, Wirkungen auf Lymphocyten, Möglichkeiten der Beeinflussung von Antikörperrezeptoren.

3. Theorie der Neuroregulation. Ionisationen sollen am Terminalreticulum des neurovegetativen Systems und am Grenzstrang angreifen und über eine unspezifische Umstimmung zur Normalisierung führen.

4. Durch die Einwirkung von Strahlen und den hierdurch bedingten Leukocytenverfall wird die entzündliche *Gewebsazidose* von einer *Alkalose* gefolgt; Elektrolyt-Gleichgewicht und osmotische Verhältnisse normalisieren sich, entzündliche Stoffwechselprodukte werden schneller abgebaut und der durch die Azidose bedingte Schmerz wird reduziert.

5. Reduktion von epidermaler und dermaler Hypertrophie und Hyperplasie durch Mitosehemmung.

6. Beeinflussung von Enzymsystemen („Repair-Effekte") und Membranen.

Zusammenfassend läßt sich aus dem oben Gesagten folgern, daß z. Z. keine einheitliche Meinung über die Wirkungsmechanismen von Röntgenstrahlen bei der Therapie von Dermatosen existiert. Sicher ist, daß sie in den in der Dermatoröntgentherapie üblichen Dosen keine bakterizide Wirkung besitzen (Dewing und Grover, 1965).

2. Virusbedingte Hautkrankheiten

Warzen

Verrucae vulgares, Verrucae planae juveniles, Verrucae plantares

Indikation Andere therapeutische Maßnahmen, die anstelle der Röntgentherapie angewandt werden können, sollten bevorzugt werden. Die infektiösen Papillome sind als nicht besonders strahlenempfindlich anzusehen. Therapeutisch wirksame Dosen liegen nahe der Schädigungsgrenze. Hinzu kommt die Tatsache, daß Warzen häufig in Epiphysennähe sitzen und sich deshalb bei Kindern in dieser Lokalisation eine Röntgentherapie verbietet. Schließlich dürfte ein Teil der Behandlungserfolge mit Röntgentherapie allein auf den psychischen Einfluß des Bestrahlungsvorganges als solchen zurückzuführen sein.

Aus diesen Gründen lehnen wir die Strahlenbehandlung von Verrucae vulgares, Verrucae plantares und Verrucae planae juveniles heute ab, obwohl bei genauer Beachtung der gebotenen Vorsichtsmaßregeln sicherlich Behandlungserfolge ohne Spätschäden möglich sind. GHWT sollte der Tiefenausdehnung des Herdes entsprechen (HWD 0,2 mm Al; FHA 30 cm; GHWT 4,0 mm).

Dosierung Einzeldosen von 200 R in 2—3wöchigen Abständen werden empfohlen. Die Gesamtdosis sollte, um Spätveränderungen zu vermeiden, 800 bis 1000 R nicht überschreiten.

Dagegen empfehlen wir besonders bei Kindern mit Verrucae planae juveniles *Scheinbestrahlung* (Pseudo-Bestrahlungen, Suggestiv-Bestrahlungen), bei der es in einem erstaunlich hohen Prozentsatz nach alleiniger Bestrahlungszeremonie ohne Bestrahlung zum Verschwinden der Warzen kommt. Wichtig ist entsprechende Krankenblattaufzeichnung!

Condylomata acuminata

Keine Indikation für Röntgentherapie.

Molluscum contagiosum

Keine Indikation für Dermatoröntgentherapie.

Herpes simplex

Bei *rezidivierendem Herpes simplex in loco* ist eine Röntgenbestrahlung im akuten Stadium, wie aus neuen Arbeiten hervorgeht, zu verantworten. Die Gesichtspunkte der Indikationsstellung, Kontraindikation und strahlenökonomische Gesichtspunkte sollten jedoch streng beachtet werden. Man erreicht günstige Effekte offenbar durch Induktion immunologischer Phänomene.

Strahlenqualität Weichstrahlen mit einer GHWT von 3,0—4,0 mm (HWD 0,2 mm Al; FHA 15—30 cm) oder Grenzstrahlen.

Dosierung Einzelfraktionen von 100—150 R an 2—3 aufeinanderfolgenden Tagen oder bei Grenzstrahlen 4mal je 200 R in täglichem Abstand. Wichtig ist die Beachtung des Bestrahlungszeitpunktes: Beginn der Bläscheneruption!

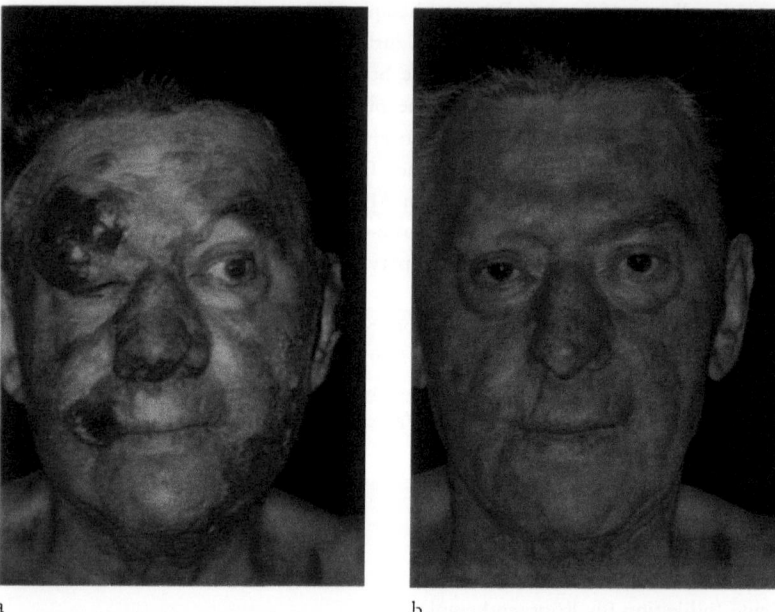

a b

Abb. 38. a Mykosis fungoides. b Zustand nach Röntgen-Weichstrahlbehandlung (Einzelfraktionen von 200 R in 2tägigen Abständen verabreicht, Gesamtdosis 1200 R, HWD 0,9 mm Al, FHA 30 cm)

Therapieerfolge Die Rückfälle sollen nach Röntgentherapie seltener und schwächer sein. Bei Grenzstrahlen wurde in 80% der Fälle über Heilungen bzw. eklatante Besserung berichtet.

Erkrankungen durch das Varicellen-Zoster-Virus

Zoster

Keine Indikation zur Dermatoröntgentherapie der Hauterscheinungen.

Bei *Neuralgien* wurde Röntgenbestrahlung des sympathischen Grenzstranges nach Pautrier als „indirekte" Bestrahlungsmethode empfohlen (s. S. 155).

Dosierung 2—4mal je 150—200 R in 3—7tägigen Abständen. Auch das zugehörige Segment kann in ähnlicher Weise indirekt mit Röntgenstrahlen behandelt werden. Diese Behandlungsmethode sollte von Radiologen durchgeführt werden!

Therapieerfolg Erfolge nur in einem Teil der Fälle und schwer beurteilbar.

Lymphogranulomatosis inguinalis

Keine Indikation mehr für Dermatoröntgentherapie.

3. Erregerbedingte Hautkrankheiten Allgemeine Gesichtspunkte

Indikationsstellung

Die Röntgenbestrahlung bei erregerbedingten Hautkrankheiten wird auch *Entzündungsbestrahlung* (Glauner, 1940) genannt. Unter dem Sammelbegriff „Entzündungsbestrahlung" wird die Röntgentherapie aller entzündlichen Krankheiten verschiedener Organsysteme (also nicht nur der Haut) verstanden. Dabei versucht man die beabsichtigte Wirkung mit relativ kleinen „Umstimmungsdosen" zu erreichen. Die Zahl der erregerbedingten Dermatosen, die mit Röntgenstrahlen behandelt werden, hat nach der Entdeckung der Antibiotica stark abgenommen.

Für die Indikationsstellung zur Entzündungsbestrahlung gelten die gleichen Richtlinien, wie auf S. 119 für Dermatosen beschrieben wurden. Die Röntgenbestrahlung von entzündlichen Dermatosen wird heute nur noch in kombinierter Anwendung mit anderen medikamentösen Maßnahmen (Antibiotica usw.) *als unterstützende Maßnahme* empfohlen. Trotzdem ist der Wert der Röntgenbestrahlung auch heute noch gerade bei solchen entzündlichen Erkrankungen, bei denen Antibiotica in nicht genügend hoher Konzentration an den Herd herangebracht werden können, erhalten.

Technische Bedingungen

Strahlenqualität Unter den Bedingungen der Weichstrahltherapie bzw. der Halbtiefentherapie lassen sich alle erregerbedingten dermatologischen Erkrankungen ausreichend bestrahlen. Auch hier gilt der Grundsatz, daß eine ökonomische Strahlenbehandlung dann durchgeführt wird, wenn die GHWT der Strahlung mit der Tiefenausdehnung der zu behandelnden Hauterscheinungen übereinstimmt.

Dosierung Im allgemeinen werden bei der Entzündungsbestrahlung *Einzeldosen* zwischen 50 und 150 R verabreicht. Je akuter die vorliegende entzündliche Hautveränderung ist, um so niedrigere Einzeldosen sollten gewählt werden. Neben dem Akuitätsgrad der Entzündung sollte die Größe des zu bestrahlenden Herdes berücksichtigt werden: Je größer das Bestrahlungsfeld, um so geringer die Einzeldosis! Heute werden bei Entzündungsbestrahlung 2—4mal in täglichem oder mehrtägigem Abstand je 50—100 R an den Herd herangebracht. Bei chronischen Prozessen können auch Einzeldosen von 100—200 R bis zu einer Gesamtdosis von 1000 R angewandt werden.

Die *Herdgröße* sollte der Ausdehnung der entzündlichen Hautveränderungen angemessen sein. Die Umgebung des Herdes sollte stets mit einer Bleiplatte abgedeckt werden.

Die *Gonaden* sollten sorgfältig durch Abdeckung mit Bleigummiplatten geschützt werden (Näheres S. 165). Es sollte berücksichtigt werden, daß bei Verwendung härterer Strahlenqualitäten auch eine indirekte Gefährdung der Generationsorgane besteht. Deshalb härtere Strahlenqualitäten (Tiefentherapie) in der Regel nicht benutzen!

Hinsichtlich des *Zeitpunktes* gilt, daß mit der Röntgenbestrahlung so früh wie möglich eingesetzt werden sollte, um gute therapeutische Erfolge zu gewährleisten.

Bakterielle Hauterkrankungen

Leishmaniasis der Haut

Indikation Nur in sehr seltenen therapieresistenten Fällen sollte an diese Behandlungsmethoden gedacht werden.

Eine Röntgenbestrahlung wird nur als unterstützende Maßnahme bei tiefen Infiltraten neben den üblichen medikamentösen und lokalen Maßnahmen empfohlen.

Strahlenqualität Wenn diese Behandlungsmethode angewandt wird, sollten Weichstrahlen mit einer der Tiefenausdehnung des Prozesses entsprechenden GHWT von 7,5—13,0 mm (HWD 0,4—0,8 mm Al; FHA 30 cm) gewählt werden.

Dosierung 3mal 50—100 R in 10tägigen Abständen.

Therapieerfolg Diese Behandlungsmethode soll angeblich als zusätzliche Maßnahme zu besseren Narbenverhältnissen führen.

Hauttuberkulosen

Die Röntgenstrahlentherapie besitzt heute in der Behandlung der verschiedenen Formen der Hauttuberkulose keine Bedeutung mehr.

Als unterstützende Maßnahme kommt sie heute lediglich ausnahmsweise bei *Tuberculosis cutis verrucosa* in Frage (Strahlenqualität: HWD 0,2—0,4 mm Al; FHA 30 cm; GHWT 4,0—7,5 mm).

Dosierung Einzeldosen von 500 R in mehrtägigen Abständen bis zu einer Gesamtdosis von 1500—2000 R.

Lepra

Keine Indikation zur Dermatoröntgentherapie.

Rhinosklerom

Als unterstützende Maßnahme wird die Röntgentherapie in Kombination mit Breitbandantibiotica und Streptomycin gelegentlich empfohlen (Strahlenqualität: 120 kV; HWD 3,0 mm Al; Dosierung: 400 R in 4wöchigen Abständen 3—5mal bis zu einer Gesamtdosis von 1200—2000 R [Cipollaro, 1967]). Auch Tumordosen unter Nahbestrahlungsbedingungen wurden empfohlen.

Pyodermien

Folliculitis eccematosa barbae (Sycosis non parasitaria)

Keine Indikation mehr zur Dermatoröntgentherapie.

Folliculitis decalvans capillitii

Früher führte man temporäre Epilationsbestrahlungen mit weichen Röntgenstrahlen durch. Heute ist diese Therapieform abzulehnen.

Die temporäre Röntgenepilation

Indikationen für temporäre Röntgenepilation waren früher in erster Linie die Mykosen des behaarten Kopfes, gewisse Formen der Folliculitiden der Bartgegend, die chronischen Folliculitiden des Nackenbereiches (Folliculitis scleroticans nuchae, Akne-Keloid) sowie die Hidradenitis suppurativa der Achselhöhlen.

Technik der Röntgenepilation, Strahlenqualität Weichstrahlqualitäten mit einer GHWT von 7,5—13,0 mm (HWD 0,4—1,0 mm Al; FHA 30 cm) sind für die Durchführung von Epilationsbestrahlungen geeignet.

Dosierung Je nach Lokalisation werden Einzeldosen von 75—400 R in 1—8tägigen Abständen bis zu einer Gesamtdosis von etwa 400 R verabreicht (temporäre Epilationsdosis: 350—400 R bei einer HWD von 1,0 mm Al). Die Haare im bestrahlten Bereich fallen gewöhnlich ca. 3 Wochen nach Bestrahlung aus.

Als mögliche Epilationsschäden werden Pigmentveränderungen des Kopfhaares, unvollständiger Haarnachwuchs, Daueralopezie, Röntgendermatitis, Röntgenulcus, Zurückbleiben des Schädelwachstums, Augen- und Gehirnschädigungen genannt, die aber bei technisch richtig durchgeführter temporärer Epilationsbestrahlung (keine Überschneidungen!) sicher vermeidbar sind. Hinsichtlich der Einstelltechniken, beispielsweise bei der Epilationsbestrahlung im Kopfbereich, dürfen wir auf die sehr ausführliche Literatur bei Wagner (1959) verweisen.

Folliculitis sycosiformis atrophicans (Folliculitis decalvans barbae)

Wie bei Folliculitis decalvans capillitii ist eine Röntgentherapie heute abzulehnen.

Folliculitis sclerotisans nuchae (Akne-Keloid)

Früher wurden auch hier temporäre Epilationsdosen mit einer GHWT von 7,0—11,0 mm (HWD 0,4—0,8 mm Al; FHA 15—30 cm) in Einzeldosen von je 200 R in 1—2wöchigen Abständen bis zu einer Gesamtdosis von etwa 400 R verabreicht. Diese Therapiemethode dürfte auf anderweitig therapieresistente Fälle beschränkt bleiben.

Furunkel

Indikationsstellung Die Röntgenbestrahlung ist bei Furunkeln in besonderer Lokalisation, z.B. bei Gesichtsfurunkeln, neben Gabe von Antibiotica als unterstützende Maßnahme auch heute noch indiziert. Bei Furunkeln in anderer Lokalisation kann auf eine Röntgenbestrahlung in der Regel verzichtet werden.

Strahlenqualität Eine der Herdtiefe adäquate Strahlenqualität sollte gewählt werden. In der Regel werden Strahlen mit einer GHWT von 7,0—13,0 mm (HWD 0,4—0,8 mm Al; FHA 15—30 cm) bevorzugt.

Dosierung Einzeldosen von 50(—80) R täglich, insgesamt 3-4mal verabreicht. Bei Prozessen in Einschmelzung sind Dosen von 3mal 25—50 R in 2tägigen Abständen zu empfehlen.

Therapieerfolg Als unterstützende Maßnahme gilt die Röntgenentzündungsbestrahlung in Kombination mit antibiotischen Maßnahmen anderen Verfahren gegenüber als überlegen.

Karbunkel

Röntgenentzündungsbestrahlung (Strahlenqualität und Dosierung s. Furunkel) höchstens als unterstützende Therapiemaßnahme und nur in Frühphasen indiziert!

Pyodermien der Schweißdrüsen

Hidradenitis suppurativa (Apokrine Schweißdrüsenabszesse)

Es handelt sich hier um eine staphylogene Infektion der apokrinen Schweißdrüsen mit Lieblingssitz in den Achselhöhlen.

Indikation Als unterstützende Maßnahme besitzt die Röntgenbehandlung der Hidradenitis suppurativa auch heute noch gewisse Bedeutung. Viele Autoren betrachten die Hidradenitis suppurativa als eine recht dankbare Indikation für Dermatoröntgentherapie.

Erstmalig akut auftretende Schweißdrüsenabszesse

Die Entzündungsbestrahlung während der ersten 24—48 Std nach Beginn der Erkrankung führt zu den besten Ergebnissen.

Strahlenqualität Je nach Tiefe der entzündlichen Knoten sind Weichstrahlqualitäten mit einer GHWT von 1,0—1,8 cm (HWD 0,8—1,4 mm Al; FHA 15—30 cm) zu bevorzugen.

Dosierung Es wird eine Entzündungsbestrahlung mit kleinen insgesamt 2—3mal verabreichten Einzeldosen von 40—80 R in 1—2tägigem Abstand empfohlen.

Chronisch-rezidivierende Schweißdrüsenabszesse

Strahlenqualität Wie bei akut auftretenden Schweißdrüsenabszessen.

Dosierung Nach dem Prinzip des sog. „Aufsättigungsverfahrens" wird mit kleinen Dosen (50—100 R täglich) bis zu einer Gesamtdosis von 400 R Oberflächendosis (=Epilationsdosis) bestrahlt.

Therapieerfolg In Kombination mit Antibiotica sieht man gute Heilungserfolge. Ausschließliche Röntgenbestrahlung wird heute nicht mehr durchgeführt.

Erysipel

Keine Indikation zur Dermatoröntgentherapie.

Chronische Paronychie

Indikation Gelegentlich wurde eine Röntgenweichstrahlbehandlung als unterstützende Maßnahme bei chronischen Formen (bakteriell oder Candida-bedingt) empfohlen.

Strahlenqualität Weichstrahlen mit einer GHWT von 4,0—8,0 mm (HWD 0,2—0,4 mm Al; FHA 30 cm) sind zu bevorzugen.

Dosierung Einzeldosen von 50—100 R in 3—7tägigen Abständen; maximal 800 R.

Therapieerfolg Neben positiven auch negative Berichte.

Anhang. Thrombophlebitis, Periphlebitis

Eine Entzündungsbestrahlung ist bei diesen Erkrankungen im Hinblick auf anderweitige therapeutische Maßnahmen heute im allgemeinen nicht mehr indiziert.

Nach einigen Autoren soll zusätzliche Röntgenstrahlenbehandlung jedoch auch hier gute Resultate erbringen. Die Strahlenqualität soll der jeweils vorliegenden Tiefenausdehnung der Hauterscheinungen entsprechen, die Dosierung erfolgt wie bei der Entzündungsbestrahlung (S. 125). Wichtig ist, nur im Initialstadium zu bestrahlen.

4. Zoonosen

Erysipeloid

Keine Indikation zur Dermatoröntgentherapie.

Milzbrand (Anthrax)

Keine Indikation für Dermatoröntgentherapie.

Gasbrand

Keine Indikation für Dermatoröntgentherapie.

5. Mykosen

Dermatomykosen

Keine Indikation mehr für Dermatoröntgentherapie seitdem antimykotische Antibiotica existieren. Dies gilt auch für Mikrosporie und tiefe Trichophytie.

Tiefe Mykosen

Aktinomykose

Indikation Eine Röntgentherapie kommt heute nur noch als ergänzende Maßnahme neben der antibiotischen Therapie in Betracht.

Strahlenqualität Gewöhnlich werden wegen der tiefen kolliquierenden Herde Weichstrahlen mit einer GHWT von 1,0—2,0 cm notwendig. Bei tieferen Prozessen sollte die GHWT auf 3,0 cm erhöht werden (Stabilipan®, RT 100®).

Dosierung 200 R in täglichen Einzeldosen bis zu einer Gesamtdosis von 2000 R wurden früher empfohlen. Heute bevorzugen die meisten Strahlentherapeuten kleinere Dosen in täglichen Abständen im Sinne der Entzündungsbestrahlung (3—4mal 50—100 R, evtl. Wiederholung).

Therapieerfolg Bei gleichzeitiger antibiotischer Therapie schwierig zu beurteilen.

Blastomykosen, Sporotrichose

Heute ist die Röntgenstrahlentherapie bei diesen Erkrankungen weitgehend verlassen. Über seltene Erfolge wurde in Kombination mit anderweitigen therapeutischen Maßnahmen berichtet.

6. Dermatitis-Ekzem-Gruppe

Allgemeines

Die verschiedenen *Ekzemformen* stellen auch heute einen großen Teil der gutartigen Dermatosen dar, die bei strenger Indikationsstellung für eine Röntgenstrahlentherapie in Betracht kommen.

Bei der *Indikationsstellung* sollten Ätiologie, der Akuitätsgrad, Lokalisation, Strahlenökonomie, Schutz der Generationsorgane, Alter des Patienten, sowie vorausgegangene dermatologische Therapie berücksichtigt werden. Am wirksamsten ist die Röntgenbehandlung bei chronisch-lichenifiziertem Ekzem, Neurodermitis circumscripta (Lichen Vidal), psoriasiformen Ekzematiden, bei Ekzemherden in bestimmten Regionen (z. B. retroaurikulär) und bei thylotisch-rhagadiformem Hand- und Fußekzem. Die Anwendungshäufigkeit von Röntgenstrahlen hat seit Einführung der Glucocorticoide stark abgenommen. Trotzdem stellt Dermatoröntgentherapie bei Ekzemen auch heute noch eine gute Behandlungsmethode bei Fällen dar, die auf andere therapeutische Maßnahmen nicht ausreichend reagieren.

Röntgenstrahlen wurden seit Beginn ihrer Entdeckung in der Ekzemtherapie eingesetzt. Es gab Befürworter einer milden und einer intensiveren Behandlungsmethode. Sehr früh hat sich dann die Erkenntnis durchgesetzt, daß sich Ekzemherde unter recht kleinen Dosen von Röntgenstrahlen zurückbilden können und auch der Juckreiz wesentlich gebessert wird.

Zunächst dachte man, daß Dauererfolge erzielt werden, bis relativ häufig Rezidive gesehen wurden. Die Ergebnisse sind heute besser, weil die Indikationsstellung zur Röntgentherapie nur für ausgewählte Fälle gegeben ist, und die moderne Behandlungstechnik Strahlenschäden verhütet.

Technisches Vorgehen bei Ekzembestrahlung

Es ist hier nicht möglich, alle speziellen Vorgehen bei der Ekzembehandlung darzustellen. Die Dosis hängt vom klinischen Bild des Ekzems und vom Akuitätsgrad des vorliegenden Stadiums ab. Im akuten Stadium sollten Ekzeme nicht bestrahlt werden. Die Domäne für Dermatoröntgentherapie sind chronische Ekzeme mit stärkerer Akanthose, Hyperkeratose und entzündlich zellulärer Proliferation.

Strahlenqualität Weichstrahlen einer dem Infiltrationsgrad entsprechenden GHWT (3,0—4,0 mm) sollten gewählt werden (am häufigsten HWD 0,2—0,3 mm Al; FHA 15—30 cm). — Grenzstrahlen kommen nur für sehr wenig infiltrierte Ekzemherde in Betracht.

Dosierung Einzeldosen von 75—100 R in wöchentlicher Verabreichung über 3—4 Wochen. Die Gefahr der Kumulation ist zu berücksichtigen! Anamnese über frühere Bestrahlungen! Die Zahl der Serien sollte 1—3 Serien in 4wöchigen Intervallen insgesamt nicht überschreiten. Eine Totaldosis von 1000 R pro Feld sollte nicht überschritten werden.

Allergische Kontaktdermatitis und allergisches Kontaktekzem

Akute und subakute Verlaufsformen stellen keine Indikation für Dermatoröntgentherapie dar.

Chronisch-lichenifiziertes Ekzem (chronische allergische Kontaktdermatitis)

Die chronisch-lichenifizierten Ekzeme stellen bei Versagen anderer örtlicher oder innerlicher Behandlung eine dankbare Indikation zur Röntgentherapie dar. Besonders Restinfiltrate von chronischen Ekzemen sprechen gut auf Röntgenstrahlen an.

Die Strahlenqualität und die Dosierung sind unter technischem Vorgehen bei Ekzembestrahlung angegeben (S. 133).

Therapieerfolg Die günstigen Sofortresultate werden auch hier durch Rezidivneigung getrübt.

Hyperkeratotisch-rhagadiformes Ekzem

Prädilektionsstellen an Palmae und Plantae.
Die *Indikationsstellung* zur Röntgentherapie ist nicht einheitlich. Wir haben Gutes bei diesen hartnäckigen, ursächlich vielfach unklaren Ekzemen oft gesehen. Keine gleichzeitige Lokalbehandlung mit keratolytischen- und Teer-präparaten! Psoriasis vulgaris und hyperkeratotische Tinea ausschließen!

Strahlenqualität Weichstrahlen mit einer GHWT von 2,0—3,0 mm (HWD 0,2 mm Al; FHA 15—30 cm). Bei stärker ausgeprägten Hornauflagerungen werden auch Weichstrahlen mit einer GHWT von 4,0—6,0 mm empfohlen (HWD 0,3 mm Al; FHA 15—30 cm).

Dosierung In einer Serie werden 3—4mal 75—100 R in 1wöchigen Abständen bis zu einer Gesamtdosis von 300—400 R verabreicht. Es empfiehlt sich nicht, therapeutischen Erfolg durch höhere Dosen erzwingen zu wollen. Nicht mehr als 3 Serien auf einen Herd! *Nach Vorbestrahlungen fragen!*

Therapieerfolg Negativen Äußerungen stehen positive gegenüber. Insgesamt läßt sich feststellen, daß die Anwendung von Röntgenweichstrahlen bei hyperkeratotisch-rhagadiformen Hand- und Fußekzemen, ebenso bei Versagen anderweitiger örtlicher Therapiemaßnahmen durchaus eines Versuches wert ist.

Toxisch-degeneratives Ekzem

Bei längerer Dauer kann sich auch Lichenifikation entwickeln. Die ätiologischen Faktoren, die zum Auftreten des toxisch-degenerativen Ekzems geführt haben, sollten vor einer eventuellen Röntgenbestrahlung geklärt und beseitigt werden. Nach eigener Erfahrung stellen diese Ekzeme keine sichere Indikation für Dermatoröntgentherapie dar.

Nagelekzem

Indikation Nur in hartnäckigen, sonst therapieresistenten Fällen ist eine Röntgentherapie indiziert.

Strahlenqualität Vergleiche Richtlinien der Ekzembestrahlung S. 133.

Dosierung Einzeldosen von 75—100 R in 1wöchigen Abständen bis zu einer Gesamtdosis von 225—300 R. Bestrahlt wird der Nagel mit Paronychium.

Seborrhoisches Ekzem

Auch bei dieser chronisch-rezidivierenden Dermatose mit Prädilektionsstellen an behaartem Kopf, Gehörgängen, Retroaurikulärregion, Brust usw. ist Indikation zur Röntgentherapie mit großer Zurückhaltung zu stellen. Nur in Ausnahmefällen bei wenigen umschriebenen Herden wird man an eine Ekzembestrahlung denken (S. 132).

Therapieerfolg Günstigste Resultate sollen bei retroaurikulären Herden, dem psoriasiformen und pityriasiformen Ekzematid bzw. Seborrhoid gesehen werden. Aber auch hier sind Rezidive häufig.

Generalisiertes seborrhoisches Ekzem

Auf die guten Ergebnisse einer Behandlung des generalisierten seborrhoischen Ekzems mit Hilfe der *Röntgenfernbestrahlung* wird andernorts (S. 156) eingegangen.

Technische Bedingungen Weichstrahlen unter Bedingungen der Röntgenfernbestrahlung (50 kV; FHA 2 m; Filter: 0; GHWT 2,0 mm).

Dosierung Die Einzeldosis liegt bei 30—50 R auf eine Körperseite, in 2tägigen Abständen verabreicht. Gesamtdosen von 350—500 R werden empfohlen.

Therapieerfolg Sehr gut, Rückfälle lassen sich jedoch nicht vermeiden.

Intertrigo, intertriginöses Ekzem

Auf dem Boden einer Intertrigo kann sich ein chronisch intertriginöses Ekzem entwickeln, evtl. mit Kontaktallergie oder Mykose.
   Keine Indikation für Ekzembestrahlung.

Nummuläres (mikrobielles) Ekzem

Die *Indikation* zur Strahlentherapie wird in diesen Fällen sehr zurückhaltend gestellt. Diagnostische und entsprechend anderweitige Therapiemaßnahmen sollten vorher durchgeführt werden. Der Versuch einer Röntgentherapie dürfte höchstens in ganz hartnäckigen Ausnahmefällen in Betracht kommen.

Technische Bedingungen   Strahlenqualität und Dosierung sind die gleichen wie auf S. 133 beschrieben.

Therapieerfolg   Die Rezidivhäufigkeit wird offenbar durch Dermatoröntgentherapie nicht beeinflußt.

Neurodermitis diffusa

Mit Rücksicht auf den Verlauf und fraglichen Behandlungserfolg (Goldschmidt, 1959; Cipollaro, 1967) wird die Röntgenbehandlung der Neurodermitis diffusa im allgemeinen abgelehnt. Bei Bestrahlung in seltenen resistenten Ausnahmefällen sollte berücksichtigt werden, daß die Patienten ihre Ärzte häufig wechseln und frühere Röntgenbehandlungen absichtlich verschweigen, um in den Genuß der Röntgenbestrahlung zu kommen! Bezüglich der Bestrahlung von Einzelherden s. S. 133.

Ekzeme des Säuglings- und Kindesalters

Heute wird die Röntgentherapie wegen der Möglichkeit genetischer Schädigung bei Kindern generell abgelehnt. Sie ist auch durch die Fortschritte der äußerlichen dermatologischen Therapie entbehrlich geworden.

Kutan-vasculäre Intoleranzreaktionen
Urticaria, Quinckesches Ödem

Keine Indikation für Dermatoröntgentherapie.

7. Erythematöse, erythemato-squamöse und papulöse Dermatosen

Psoriasis vulgaris

Indikationsstellung   Folgende Gesichtspunkte sollten beachtet werden:

1. Röntgenstrahlen sollten am Ende der therapeutischen Bemühungen bei besonders hartnäckigen therapieresistenten und störenden inveterierten Psoriasisherden stehen.

2. Die Regel der Strahlenökonomie und der minimalen Gesamtdosis (s. S. 120) sollten streng beachtet werden.
3. Bei Kindern und Jugendlichen ist eine Anwendung grundsätzlich abzulehnen.
4. Fälle von akut-exanthematischer Psoriasis sind keine Indikation für Dermatoröntgentherapie (Köbner-Effekt!).
5. Nagel-Psoriasis des Erwachsenen ist eine relativ dankbare Indikation für Röntgentherapie.

Technische Bedingungen

Strahlenqualität Bei infiltrierten Psoriasisherden kommen Weichstrahlqualitäten in Frage (HWD 0,2—0,3 mm Al; FHA 15—30 cm; GHWT 3,0—4,0 mm).

Auch *Grenzstrahlen* mit einer GHWT von 1,0 mm reichen bei weniger infiltrierten Psoriasisherden aus (geringe Aufhärtung durch ein Cellonfilter (von 1 mm Dicke), z. B. bei 14,5 kV bis zu einer GHWT von 1,0 mm).

Dosierung 3—4mal 100—150 R in 1wöchigen Abständen. Bei oberflächlichen Herden Grenzstrahlen: 3mal 200 R in wöchentlichen Abständen; Zahl der Serien: 1—3; Intervalle zwischen den Serien: 4 Wochen oder mehr.

Die *psoriatische Erythrodermie* spricht gewöhnlich auf eine *Röntgenfernbestrahlung* sehr gut an (50 kV, FHA 2 m, Filter: 0), Einzeldosen von 30—50 R in 2—3tägigen Abständen, auf beide Körperseiten (Vorderseite, Rückseite) bis zu einer Gesamtdosis von 350—600 R (ausführlich S. 160).

Regionale Besonderheiten

Prädilektionsstellen

Häufig wird eine Bestrahlung an den typischen Prädilektionsstellen der Psoriasis wegen der ausgeprägten Rezidivneigung abgelehnt. Bei Beachtung der zurückhaltenden strengen Indikationsstellung und Einhaltung der höchstzulässigen Gesamtdosis im Laufe des Lebens ist gegen eine Strahlentherapie (GHWT 1,0—3,0 mm; HWD: bis 0,2 mm Al; FHA 15—30 cm; 3mal 100 R) beim Vorliegen hartnäckiger Psoriasisherde nichts einzuwenden.

Psoriasis capillitii

Wegen Gefahr der Summationswirkung der eingestrahlten Dosen an der Haarpapille (permanente Alopezie!) sollten andere therapeutische Maßnahmen angewandt werden.

Gesicht

Isolierte kleine Herde im Gesichtsbereich sind höchstens in begründeten Ausnahmefällen (s. Indikationsstellung S. 136) indiziert.

Strahlenqualität Nach Entschuppung sollten Grenzstrahlenqualitäten zur Anwendung kommen.

Dosierung Einzeldosen von 50—100 R, evtl. 3mal in 1wöchigen Abständen bis zu einer Gesamtdosis von 150—300 R. Eine Wiederholung ist nach 4 Wochen möglich.
Nicht mehr als 2—3 Serien pro Herd im Laufe des Lebens!

Anogenitalregion

Nur bei Patienten über 60 Jahren, in Ausnahmefällen zu verantworten. Praktisch heute keine Indikation mehr.

Strahlenqualität Grenzstrahlenqualitäten.

Dosierung 3—4mal 50—100 R in 1wöchigen Abständen.

Handinnenflächen und Fußsohlen

Herde in dieser Lokalisation gehören unter Berücksichtigung der Kontraindikation (s. S. 136) zur bedingten Bestrahlungsindikation bei Psoriasis vulgaris.

Strahlenqualität Weichstrahlen mit einer GHWT von 3,0—4,0 mm (HWD 0,2 mm Al; FHA 15—30 cm) werden bevorzugt.

Dosierung 2—4mal 75—80 R in 1wöchigen Abständen.

Therapieerfolg Rasche Rückbildung der Herde; Rezidivneigung.

Nagel-Psoriasis

Im Hinblick auf die geringen Heilerfolge anderweitiger therapeutischer Maßnahmen bei der Nagelpsoriasis (Nagelbett- und Nagelmatrix-Psoriasis) setzte man auch Röntgenstrahlen ein. Über günstige Ergebnisse wurde berichtet.

Technische Bedingungen

Strahlenqualität Weichstrahlen mit einer GHWT von 3,0—8,0 mm (HWD 0,2—0,4 mm Al; FHA 15—30 cm) werden bevorzugt.

Dosierung 3mal 100 R in 1wöchigen Abständen auf Nägel mit Paronychium (Nagelmatrix und Nagelbett). Auch hier ist die höchstzulässige Minimaldosis zu beachten (niemals mehr als 1000 R pro Feld im Laufe des Lebens!).

Therapieerfolg Die morbostatische Wirkung der Röntgenstrahlen ist erst nach Wochen sichtbar. Gute Ergebnisse wurden bei etwa $^2/_3$ der Patienten gesehen. Die Erfolgsquoten sind durch Rezidivneigung in loco getrübt. Die Rezidivneigung der Psoriasis wird also durch die Röntgenstrahlenbehandlung nicht beeinflußt. Gerade hier wird die Problematik der Röntgentherapie gutartiger rezidivierender Dermatosen besonders deutlich. Auf jeden Fall sollten Totaldosen von 800—1000 R pro Feld nicht überschritten werden.

Psoriasis pustulosa

Die Wirkung von Röntgenstrahlen ist so gering, daß eine Behandlung der verschiedenen Formen von Psoriasis pustulosa mit Röntgenstrahlen nicht empfohlen werden kann.

Generalisierte Psoriasis vulgaris, psoriatische Erythrodermie

Nach Meinung der meisten Autoren beschränkt sich die Anwendung von Röntgenstrahlen bei Patienten mit Psoriasis vulgaris diesseits vom 50.—60. Lebensjahr nur auf erythrodermatische Formen. In Frage kommen hartnäckige, sonst nicht beeinflußbare Patienten mit psoriatischer Erythrodermie und generalisierter Psoriasis vulgaris.

Strahlenqualität Als beste Methode hat sich die *Röntgenfernbestrahlung* bewährt. Bei der Großfeldtechnik wird bei 50 kV ohne Filter aus einem Abstand von 2 m mit einer GHWT von 2,0 mm die Dosis eingestrahlt. Die HWD ist unter diesen Bedingungen gleich Null. Dabei ist auf den Schutz der Generationsorgane zu achten (S. 158). Während der Bestrahlungszeit sollte eine örtliche Behandlung mit differenten Medikamenten (Teer, Cignolin usw.) unterbleiben (Kombinationsschaden!). Lediglich indifferente Salbentherapie für Entschuppung ist indiziert.

Dosierung Je nach Akuitätsgrad der Hauterscheinungen werden Einzeldosen von 30—50 R an die Haut gebracht. Jeden 2. Tag wird diese auf eine (vordere oder hintere) oder auch beide Körperseiten eingestrahlt.

Die *Gesamtdosis* beträgt bei generalisierter Psoriasis vulgaris 350—500 R und bei der psoriatischen Erythrodermie 400—550 R.

Therapieerfolg In der Mehrzahl der Fälle sind gute Erfolge auch bei langfristig bestehenden schweren psoriatischen Erythrodermien gesehen worden. Oft gelingt es auch durch diese Therapieform wieder, den Anschluß an örtlich therapeutische Maßnahmen zu finden.

Die sogen. Parapsoriasisgruppe

Pityriasis lichenoides chronica (Parapsoriasis guttata), Pityriasis lichenoides et varioliformis acuta (Mucha-Habermann), Parakeratosis variegata (Parapsoriasis lichenoides) und die Brocq'sche Krankheit (Erythrodermie pityriasique en plaques disséminées Brocq) (Parapsoriasis en plaques).

Keine Indikation für Dermatoröntgentherapie.

Lichen ruber planus

Der Lichen ruber planus ist eine chronisch entzündliche papulöse Dermatose mit häufiger Schleimhautbeteiligung. Charakteristisch sind bläulich-rötliche polygonal begrenzte Papeln und eine weißliche netzförmige Zeichnung (Wickhamsches Phänomen), die histologisch einer Verbreiterung des Str. granulosum entspricht.

Indikationsstellung Meistens genügen andere therapeutische Maßnahmen zur Behandlung dieser Dermatose. Trotzdem ist eine Röntgenbestrahlung einzelstehender hartnäckiger Herde von Lichen ruber zu vertreten. Postradiotherapeutische Rezidive sind nicht so häufig wie bei Psoriasis vulgaris: Höhere Gesamtdosen sind daher nicht notwendig. Bei akut-exanthematischen Formen sind Verschlechterungen durch die Röntgentherapie beobachtet worden (Köbner-Phänomen!). Aus diesem Grunde ist daher bei diesen Formen von einer Röntgentherapie abzusehen.

Heute ist bei der Indikationsstellung zur Anwendung dieser Methode Zurückhaltung geboten (s. auch Indikationsstellung zur Bestrahlung von Dermatosen, S. 119). Als Voraussetzung werden empfohlen:
1. Nur in Fällen, die anderen therapeutischen Maßnahmen nicht zugänglich sind.
2. Nur stark juckende Herde bestrahlen (gute juckreizstillende Wirkung).
3. Kosmetisch störende Herde stellen keine Indikation dar, weil im Anschluß an die Röntgentherapie Hyperpigmentierungen beobachtet werden.
4. Akute exanthematische Formen sollten nicht bestrahlt werden (Köbner-Phänomen!).
5. Keine Bestrahlung bei Jugendlichen.

Strahlenqualität Je nach Herddicke Grenzstrahlenqualitäten oder Röntgenweichstrahlen mit einer GHWT von 2,0—4,0 mm (HWD 0,2 mm Al; FHA 15—30 cm).
Grenzstrangbestrahlung s. S. 155!

Dosierung Bei Grenzstrahlenqualitäten wurden Einzeldosen von 100—150 R in wöchentlichen Intervallen bis zu einer Gesamtdosis von 1200—2000 R einbestrahlt.
Bei Weichstrahlen ist eine Reduzierung der Einzeldosen auf 60—100 R möglich; Gesamtdosis: 300—400 R in einer Serie. Eine Wiederholung ist im Laufe des Lebens 2—3mal, bis zu einer höchstzulässigen Gesamtdosis von 1000 R pro Feld möglich.

Therapieerfolg Schnelle Besserungen werden beobachtet, aber leider auch häufig Rezidive. Gelegentlich können Hyperpigmentierungen im Anschluß an die Röntgentherapie auftreten.

Lichen ruber verrucosus

Nur bei hartnäckigen, anderweitig therapieresistenten, stark juckenden Fällen wird man sich zur Dermatoröntgentherapie entschließen.

Strahlenqualität Entsprechend der Tiefenausdehnung des Herdes sollte Weichstrahltherapie mit einer GHWT von 3,0—6,0 mm (HWD 0,2—0,4 mm Al; FHA 15—30 cm) durchgeführt werden.

Dosierung 100—200 R in 1wöchigen Intervallen bis zu einer Gesamtdosis von 300—600 R. Eventuell Wiederholung nach 6—8 Wochen. Höchstzulässige Gesamtdosis: 1000 R pro Feld im Laufe des Lebens.

142   Dermatoröntgentherapie von Dermatosen. Allgemeine Vorbemerkungen

Therapieerfolg   mäßig bis gut.

Lichen ruber der Schleimhäute

Keine Indikation für Dermatoröntgentherapie.

Pityriasis rubra pilaris

Wegen der Ergebnislosigkeit anderer therapeutischer Maßnahmen ist ein Versuch mit *Röntgenfernbestrahlung* (S. 156) besonders bei generalisierten oder erythrodermischen Formen angebracht.
Therapieerfolg   Fraglich.

Pityriasis rosea

Keine Indikation zur Strahlenbehandlung.

Lichen simplex chronicus (Vidal), Neurodermitis circumscripta

Indikationsstellung   Nach ergebnisloser Anwendung von Glucocorticoiden oder anderen Therapieversuchen ist bei ständigen Rezidiven Strahlenbehandlung indiziert, falls keine andere Kontraindikation besteht (s. Indikationsstellung der Strahlenbehandlung von Dermatosen!).

Strahlenqualität   Weichstrahlen mit einer GHWT von 2,0—4,0 mm (HWD 0,2 mm Al; FHA 15—30 cm).
  Grenzstrahlen liefern ebenfalls zuweilen gute Resultate; bei stärkerer Lichenifikation versagen sie jedoch.

Dosierung   Weichstrahlen in Einzeldosen von 75—100 R werden in 1 wöchigen Intervallen über 3—4 Wochen einbestrahlt. Eine zweite Serie kann 4—6 Wochen später verabreicht werden. Die Gesamtdosis pro Feld sollte jedoch 1000 R im Laufe des Lebens nicht überschreiten!

Therapieerfolg   Oft rasche Besserung. Juckreiz schwindet oft bereits nach der ersten Bestrahlung. Trotz gutem Initialeffekt sind Rezidive häufig (bei etwa

50% der Patienten). Daher Reservierung dieser Therapieform auf besonders gelagerte Fälle (s. S. 141).

Acanthosis nigricans

Keine Indikation zur Dermatoröntgentherapie.

Prurigo-Erkrankungen

Keine Indikation zur Dermatoröntgentherapie.

8. Blasenbildende Hautkrankheiten

Heute ist die Röntgenbestrahlung bei der *Pemphigus-* und *Pemphigoid-Gruppe*, sowie bei *Dermatitis herpetiformis Duhring* angesichts der Erfolge der medikamentösen Therapie als überholt anzusehen.

Einzelherde bei *Pemphigus vegetans* sprechen gelegentlich überraschend gut auf eine Röntgentherapie an (*Strahlenqualität*: HWD 0,2 mm Al; FHA 15—30 cm; GHWT 3,0—4,0 mm; *Dosierung*: Einzelfraktionen von 100—200 R in 3tägigen Intervallen bis zu einer Gesamtdosis von 600—800 R).

Bei *Dermatitis herpetiformis Duhring* und bei *Pemphigus vulgaris* soll mit Hilfe der indirekten Bestrahlungsmethode (*Grenzstrangbestrahlung* S. 155) Besserung erzielt worden sein.

Technisches Vorgehen Zwischen Th1 bis L5 wird bestrahlt (Technik s. S. 155).

Dosierung Bei Morbus Duhring werden Einzeldosen von 150—200 R pro Rückenfeld mit einer einmaligen Wiederholung nach 2—4 Wochen empfohlen. Bei akuten Fällen sollten die Einzeldosen niedriger gewählt werden (50—100 R).

Therapieerfolg Es wurde über Heilungen bzw. Besserungen in 50—60% (!) der Fälle berichtet. Die Besserungen sollen relativ lange anhalten. Nachprüfung sollte erfolgen!

9. Keratosen

Diffuse Keratosen

Ichthyosis vulgaris

Um einen therapeutischen Effekt zu erzielen, sind Dosen erforderlich, welche die höchstzulässige Dosis bei Dermatosen weit überschreiten. Bei diesen Dosen ist jedoch mit Spätveränderungen zu rechnen. Eine Röntgenbestrahlungstherapie ist daher abzulehnen.

Regionale Keratosen

Keratoma palmare et plantare und andere regionale Keratosen

Keine Indikation für Dermatoröntgentherapie.

Follikuläre Keratosen

Ulerythema ophryogenes und andere follikuläre Keratosen stellen keine Indikation für Dermatoröntgentherapie dar.

Umschriebene Keratosen ohne Beziehung zum Follikel

Porokeratosis Mibelli

Keine Indikation zur Dermatoröntgentherapie.

Ein therapeutischer Versuch mit Grenzstrahlen oder *Thorium X* (technisches Vorgehen S. 70) ist beim Versagen anderweitiger therapeutischer Maßnahmen angezeigt.

Akrokeratosis verruciformis (Hopf)

Siehe unter Morbus Darier.

Dyskeratosen

Dyskeratosis follicularis, Dariersche Krankheit

Indikation Wenn alle anderen therapeutischen Maßnahmen ergebnislos sind, kann ein Behandlungsversuch mit Röntgenstrahlen verantwortet werden. Es sollten alle Gesichtspunkte, die bei der Indikationsstellung zur Röntgentherapie von Dermatosen (S. 125) ausführlich dargestellt wurden, beachtet werden.

Strahlenqualität Grenzstrahlenqualitäten (früher auch Thorium X) wurden am häufigsten angewandt.

Dosierung Neben niedrigen Einzeldosen (je 100 R wöchentlich 4—6mal) empfehlen andere Autoren auch höhere Einzeldosen (4—6 Einzeldosen von 400 R in 3wöchigen Abständen).

Therapieerfolg Günstige Beeinflussung des Juckreizes, Besserung, in einigen Fällen sogar vollständige Heilung der Herde wurde beobachtet. Nur bei mehr umschriebenen Herden!

10. Erkrankungen des Bindegewebes

Acrodermatitis chronica atrophicans

Keine Indikation zur Dermatoröntgentherapie.
 Bezüglich sekundärer Veränderungen (Retikulose, Lymphoplasie, Karzinome etc.) sei auf die entsprechenden Kapitel verwiesen (S. 96).

Poikilodermia vascularis atrophicans

Keine Indikation zur Dermatoröntgentherapie.

Lichen sclerosus et atrophicus, Kraurosis vulvae

Die Anwendung der Strahlentherapie ist nicht unbedenklich (vgl. S. 88).

Sklerodermien

Sclerodermia circumscripta

Weil diese Erkrankung mit atrophischen Veränderungen einhergeht, stellt sie keine Indikation zur Dermatoröntgentherapie dar.

Sclerodermia diffusa seu progressiva

Die *Indikationsstellung* zur indirekten Röntgentherapie (*Grenzstrangbestrahlung*) wird mancherseits noch vertreten. Sie dürfte besonders beim Typ der Akrosklerodermie indiziert sein.

Technisches Vorgehen Im Bereich des oberen, mittleren und unteren Rückenfeldes werden Bestrahlungen des sympathischen Grenzstranges durchgeführt (Technik s. S. 155).

Strahlenqualität Unter Tiefentherapiebedingungen werden Strahlenqualitäten mit einer HWD von 0,8—1,0 mm Cu empfohlen (Einzelheiten s. S. 155).

Dosierung Die Einzeldosen liegen zwischen 150—200 R. Pro Woche sollte nur eines der in Frage kommenden Felder bestrahlt werden. Insgesamt 3mal.

Therapieerfolg Günstige Ergebnisse (subjektive Besserung) wurden in etwa 50% der Fälle beschrieben. Die Behandlungserfolge sind bei einer so unvorhersehbar verlaufenden Erkrankung wie der progressiven Sklerodermie schwer objektivierbar.

Lupus erythematodes

Lupus erythematodes chronicus integumentalis

Dermatoröntgentherapie ist bei dieser Dermatose kontraindiziert. Exazerbationsgefahr durch Freisetzung von antigenen Kernbestandteilen!

Fingerknöchelpolster, Knuckle pads

Keine Indikation zur Dermatoröntgentherapie.

Dupuytrensche Fingerkontraktur

Eine wesensmäßig der Induratio penis plastica nahestehende erbliche, fast nur bei Männern vorkommende Fibromatose der ulnaren Palmaraponeurose mit Faszienverdickung und Beugekontraktur im Grundgelenk des 4. und 5. Fingers, später auch im Mittelgelenk und schließlich Beugestellung der Mittelhand.

Die *Indikation zur Röntgentherapie* betrifft ausschließlich Frühfälle. Patienten mit bereits vorliegenden Kontrakturen sollten stets einer operativen Behandlung zugeführt werden.

Technisches Vorgehen Auf gründliche Bleiabdeckung der Herdumgebung ist zu achten. Der zentrale Röntgenstrahl sollte nicht in Richtung der Generationsorgane gerichtet sein! (Sitzende Stellung des Patienten, die Hand ist auf einem mit Bleigummiplatte überzogenen Bestrahlungstisch gelagert.)

Strahlenqualität Die Methode der Wahl ist die *Weichstrahltherapie*. Die Strahlenqualität mit einer GHWT von 12,0—15,0 mm (HWD 0,8—1,4 mm Al; FHA 15 cm; Filter 2,0 mm Al und 2,0 mm Cellon) entspricht derjenigen bei Induratio penis plastica (S. 148). Härtere Qualitäten sind aus strahlenökonomischen Gründen nicht zweckmäßig. Auch hier sollten durch einen zusätzlichen Cellon-Filter von 2,0 mm Dicke unnötig hautbelastende weiche Strahlenanteile ausgefiltert werden.

Dosierung An 2 aufeinanderfolgenden Tagen werden je 400 R verabreicht. In 8—10wöchigen Intervallen werden Gesamtdosen von maximal 2400 R einbestrahlt. Auch hier sind die Besserungen, wenn sie eintreten, bereits nach 2400 R zu sehen. Höhere Dosen sind nicht angezeigt (Cave Spätschäden!)

Therapieerfolg In Frühfällen kann Stillstand der Veränderungen oder sogar Heilung erreicht werden. Bei Spätfällen mit Kontrakturen kommt allein operatives Vorgehen in Betracht.

Induratio penis plastica (I.p.p.)

Allgemeines, Indikationsstellung Eine Fibromatose, ausgehend von Tunica albuginea, die zu schwieligen, plattenartigen Verdickungen dorsal um den Schwellkörper mit Schmerzen und Abknickung des Penis bei Erektion führt. Nicht selten gemeinsames Vorkommen mit Dupuytrenscher Kontraktur, Fibrosis mammae virilis und Keloidneigung (Polyfibromatosis Touraine).

Wenn es bereits zu Kalkablagerungen (Röntgenaufnahme!) im Herd gekommen ist, sind die Ergebnisse einer Röntgentherapie im allgemeinen schlecht. Wie bei Keloiden sind die besten Therapieerfolge bei *Frühbestrahlung*, d.h. im ersten Jahr, zu erwarten.

Technisches Vorgehen Die Anwendung von Gammastrahlen (Gammatron) ist abzulehnen, da die Hoden nicht geschützt werden können. Außerdem liefert die Bestrahlung mit weichen Röntgenstrahlen völlig gleichwertige Ergebnisse.

Wichtig: Abdeckung der Hoden und der Herdumgebung mit einer Bleiplatte von 2,0 mm Dicke! Nach guter Ausblendung des Feldes mit einer Bleischablone und zusätzlicher Kompression mit einer Cellon-Scheibe von 2,0 mm Dicke sowie Fixierung des Penis auf einem mit Blei (2,0 mm Dicke) überzogenen Holzbrett kann bestrahlt werden. Durch die Abdeckung mit Cellon werden unnötig hautbelastende weiche Röntgenstrahlen ausgefiltert; außerdem wird durch die Druckanämie das Gewebe stärker geschont (O_2-Effekt, S. 59).

Strahlenqualität In der Mehrzahl der Fälle ist Weichstrahlenqualität mit einer GHWT von 12,0(—15,0) mm ausreichend (50 kV; Filter 2,0 mm Al und 2,0 mm Cellon; HWD 0,8—1,4 mm Al; FHA 15,0 cm). Der Sinn des Cellon-Filters wurde oben erklärt.

Dosierung Am besten hat sich in der Praxis die Verabreichung von 2mal 400 R unter Weichstrahlbedingungen an zwei aufeinanderfolgenden Tagen bewährt. Im 8wöchigen Intervall werden maximal vier derartige Kurzserien von je 800 R, d.h. maximal 3 200 R, verabfolgt. Bereits nach 2 400 R ist eine Besserung bei den Fällen zu sehen, die auf diese Therapieform reagieren.

Therapieerfolg Die Anwendung von Weichstrahlen in der Behandlung der I.p.p. steht nach wie vor im Vordergrund der im ganzen wenig ermutigenden therapeutischen Bemühungen. Bei einem Drittel der Fälle sind gute Erfolge und bei einem weiteren Drittel eine gewisse Besserung mit der Röntgentherapie zu erzielen. Der Rest bleibt unbeeinflußt. Im Vergleich zu anderen therapeutischen Methoden ist daher von der Strahlenbehandlung evtl. in Verbindung mit innerlichen Gaben von Vitamin E oder Potaba® noch am ehesten etwas zu erwarten.

Chondrodermatitis nodularis chronica helicis

Indikation Chirurgische Therapie oder intraläsionale Glucocorticoidinfiltration sind bei dieser Dermatose vorzuziehen. In Ausnahmefällen wurde früher Röntgenstrahlentherapie angewandt.

Strahlenqualität Nahbestrahlungsbedingungen (GHWT 7,0 mm, HA 3 cm).

Dosierung 3 200 R in täglichen Einzelfraktionen von 800 R.

Therapieerfolg Über erfolgreiche Bestrahlung wurde in Einzelfällen berichtet.

11. Erkrankungen peripherer Gefäße und peripherer Durchblutungsstörungen

Erythrocyanosis crurum puellarum

Früher wurde Röntgenbestrahlung empfohlen, heute wird sie allgemein abgelehnt.

Morbus Raynaud

Die Indikation zur Röntgenbestrahlung des sympathischen Grenzstranges (S. 155) ist gegeben.

Technisches Vorgehen Das entsprechende Rückenmarkssegment wird unter Tiefentherapiebedingungen (HWD 0,8—1,0 mm Cu; FHA 30—40 cm) bestrahlt.

Dosierung Einzeldosen von 200 R in 8tägigen Intervallen bis zu 3mal. Wiederholung einer solchen Serie nach 4—6 Wochen möglich.

Therapieerfolg Nicht selten günstige Beeinflussung der Beschwerden.

Wegenersche Granulomatose

Die Indikation zur Röntgentherapie ist bei Versagen anderer therapeutischer Methoden (hochdosierte Glucocorticoidtherapie, Immunosuppressiva) als Therapieversuch gegeben.

Strahlenqualität Tiefentherapiebedingungen.

Dosierung Einzeldosen von 50—300 R (400 R) bis zu Gesamtdosen von 1 000—3 000 R.

Therapieerfolg Durch Röntgenstrahlentherapie vereinzelte Heilerfolge mit recht langer Überlebenszeit (16 Monate).

Thrombophlebitis

Siehe S. 130.

150 Dermatoröntgentherapie von Dermatosen. Allgemeine Vorbemerkungen

12. Störungen der Melaninpigmentierung

Depigmentierungen

Vitiligo Dermatoröntgentherapie ist nicht indiziert. Spontanbesserungen oder Heilungen erschweren eine Beurteilung.

13. Erkrankungen der Talgdrüsen

Seborrhoea oleosa

Eine Beeinflussung der Überfunktion von Talgdrüsen ist durch Röntgenstrahlen gegeben. Da auch anderweitige therapeutische Maßnahmen zur Seborrhoebehandlung geeignet sind, ist Röntgentherapie abzulehnen.

Acne vulgaris

Bei uns ist die Röntgenstrahlentherapie der Acne vulgaris im Gegensatz zu den Verhältnissen in den USA nur noch auf Einzelfälle mit schwerstem Verlauf reserviert. Früher wurde sie bei besonders schweren Formen der Akne, die auf konservative Maßnahmen nicht ansprachen, mit unterschiedlichen Erfolgen durchgeführt. Von Autoren, die diese therapeutische Methode in besonders schweren Fällen der Aknetherapie auch heute noch benutzen, wurde die Beachtung folgender Kriterien gefordert:

1. Nur bei besonders schweren anderweitig therapieresistenten Verlaufsformen, die auf eine längere anderweitige Therapie nicht ansprechen.
2. Nie bei jüngeren Patienten (nur über 17 Jahren).
3. Nie bei hellhäutigen, rötlich-blonden und blauäugigen Patienten.
4. Nie bei medikamentös oder beruflich bedingten Akneformen.
5. Nur bei indurierenden Formen, weil hier die Behandlungsergebnisse relativ gut sind, nicht bei papulo-pustulösen Formen der Acne vulgaris.
6. Nie über die höchstzulässige Gesamtdosis von 800—1000 R pro Feld im Laufe des Lebens dosieren.

Strahlenqualität Meist reichen Weichstrahlen mit einer GHWT von 3,0 bis 4,0 mm aus (HWD 0,2 mm Al; FHA 15—30 cm).

Dosierung Einzeldosen von 25—60 R in 7—14tägigen Abständen verabreicht bis zur Gesamtdosis von 75—180 R.

Therapieerfolg Die besten Bestrahlungserfolge sollen bei der Acne indurata zu erwarten sein.

Rosacea

Keine Indikation zur Dermatoröntgentherapie.

Rhinophym

Keine Indikation zur Dermatoröntgentherapie.

14. Erkrankungen der apokrinen Schweißdrüsen

Fox-Fordycesche Krankheit

Indikation Selten gegeben bei äußerster Therapieresistenz.

Strahlenqualität Weichstrahlen mit einer GHWT von 4,0—10,0 mm (HWD 0,2—0,5 mm Al; FHA 15—30 cm).

Dosierung Einzeldosen von 100—400 R in 1—8tägigen Abständen bis insgesamt 800, maximal 1000 R pro Feld. Cave Röntgenspätschäden!

15. Erkrankungen der ekkrinen Schweißdrüsen

Lokalisierte Hyperhidrosis

Bei allen Formen der lokalisierten Hyperhidrosis ist größte Zurückhaltung bei der Indikationsstellung zur Röntgentherapie zu empfehlen. Die notwendigen Strahlendosen sind wegen der geringen Empfindlichkeit ekkriner Schweißdrüsenepithelzellen hoch und führen meist nach Jahren zu einer übermäßigen Trockenheit der Haut und Röntgenspätveränderungen (poikilodermatisches Röntgenoderm).

Strahlenqualität Von Autoren, die diese Behandlungsmethode empfehlen, werden harte Strahlenqualitäten (HWD über 2,0 mm Al) empfohlen. Diese

152 Dermatoröntgentherapie von Dermatosen. Allgemeine Vorbemerkungen

Strahlen sind nach unserem Dafürhalten von einer zu harten Qualität; weichere (HWD 0,8—1,4 mm Al; FHA 30 cm; GHWT 13,0—18,0 mm) dürften ausreichen.

Dosierung Einzeldosen von 300—400 R wurden in 4—8wöchigen Abständen 2—3mal angewandt.

Therapieerfolg *Nach unserer Meinung kann die Röntgenbestrahlung zur Verödung der Schweißdrüsen nicht länger verantwortet werden!*

Granulosis rubra nasi

Eine Röntgenbehandlung ist bei dieser harmlosen Dermatose, die besonders häufig bei Kindern beobachtet wird, unserer Meinung nach nicht indiziert.

In seltenen Fällen wurden Weichstrahlen mit GHWT von 7,0 mm (HWD 0,4 mm Al; FHA 30 cm) angewandt.

Dosierung Eine einmalige Dosis von 250 R, oder fraktioniert 4—5mal 50 R wurden empfohlen.

Therapieerfolg Nicht immer befriedigend.

16. Erkrankungen des Haares und des Haarwachstums

Epilation

Röntgendauerepilation ist heute wegen der Röntgenschäden der Haut nicht mehr zu verantworten!

Temporäre Röntgenepilation (s. S. 128) ist bei Dermatomykosen und bei Folliculitis eccematosa barbae wegen guter Erfolge anderer Therapieverfahren ebenfalls nicht mehr indiziert. Bezüglich einzelner Indikationen s. S. 128.

Hypertrichosis

Wichtig ist bei Hypertrichosis die Therapie der zugrunde liegenden Störung. Wegen der Spätfolgen (Röntgenoderm usw.) ist die Dauerepilation mit Röntgenstrahlen abzulehnen.

Alopezien

Bei therapieresistenten Fällen von Alopecia areata wurde früher Röntgentherapie mit temporären Epilationsdosen (S. 128) empfohlen. Heute ist diese Behandlungsmethode verlassen. Gelegentlich wurde über Erfolge mit Grenzstrahlen berichtet (Einzeldosen von 200 R in 14tägigen Abständen bis zu einer Gesamtdosis von 1 200 R).

Über *indirekte Röntgenstrahlung* (Grenzstrang, zwei paravertebrale Einstellungen pro Feld mit je 130 R) liegen nur vereinzelte Berichte mit fraglichem Erfolg vor.

Pseudopélade Brocq, Pseudopélade-Syndrom

Keine Indikation für Dermatoröntgentherapie.

17. Nagelerkrankungen

Keine Indikation zur Dermatoröntgentherapie.
Bezüglich Paronychie s. S. 130 und Nagelekzem S. 134.

Onychomykosen

Keine Indikation zur Dermatoröntgentherapie.

Nagelpsoriasis (S. 138)

Ungui incarnati

Über Erfolge mit Röntgenweichstrahlen (GHWT 6,0—10,0 mm; HWD 0,9 mm Al; FHA 15 cm) in einer Dosierung von 2—4mal 300 R in 8tägigen Abständen nach Resektion des wuchernden Paronychiums, unter Schonung des Nagels, wurde berichtet.

18. Granulomatöse Erkrankungen der Haut

Sarkoidosis (Morbus Besnier-Boeck-Schaumann)

In nur sehr seltenen Fällen sind therapeutische Erfolge durch Röntgenbehandlung zu erwarten (Weichstrahlqualität: HWD 0,4 mm Al; FHA 30 cm; GHWT

7,0 mm; Dosierung: Einzelfraktionen von 300 R täglich bis zur Gesamtdosis von 3000 R und höher).

Granuloma annulare

Keine Indikation für Dermatoröntgentherapie.

Granuloma eosinophilicum der Haut

Diese Hautveränderungen sind weitgehend strahlenresistent. Es liegen jedoch aus der letzten Zeit Berichte über erfolgreiche Behandlungen mit Röntgenweichstrahlen, besonders bei den tumorösen eosinophilen Granulomen, vor.

Strahlenqualität Strahlenqualitäten mit einer GHWT von 3,0—10,0 mm (HWD 0,2—0,5 mm Al; FHA 30 cm) und vereinzelt sogar GHWT von 3,0 cm (Halbtiefentherapiebedingungen) werden empfohlen.

Dosierung Bei der tumorösen Form des eosinophilen Granuloms werden Einzelfraktionen von 200 R bis zu Gesamtdosen von 1000—2400 R, in vereinzelten Fällen sogar höher, empfohlen. In einem Fall von Granuloma eosinophilicum der Vulva konnte unter dieser Bedingung von uns ein ausgezeichneter Erfolg erzielt werden.

Granuloma eosinophilicum faciei (eosinophiles Granulom des Gesichtes)

Hier werden Röntgenweichstrahlen gelegentlich mit Erfolg angewandt.

Strahlenqualität Weichstrahlen mit einer GHWT von 3,0—10,0 mm (HWD 0,2—0,5 mm Al; FHA 30 cm).

Dosierung Einzelfraktionen von 200 R im Laufe von 4 Monaten bis zu einer Gesamtdosis von 2000 R.

Therapieerfolg Ziemlich strahlenunempfindliche Erscheinungen. Vor der Röntgenbestrahlung sollten andere therapeutische Maßnahmen angewandt werden (Unterspritzung der Herde mit Corticoid-Kristallsuspension, Resochin® innerlich).

X. Indirekte Bestrahlungsmethoden

1. Totalbestrahlung des Körpers

Bei generalisierten Dermatosen ist eine Beeinflussung der Dermatose mit Hilfe indirekter Bestrahlungsmethoden, zu denen auch die Totalbestrahlung des Körpers unter Tiefentherapiebedingungen gehörte, möglich. Hier handelt es sich um eine indirekte Einwirkung auf die Hauterkrankung über eine Beeinflussung bzw. Umstimmung des Gesamtorganismus, speziell des vegetativen Nervensystems.

Die *Totalbestrahlung* des Körpers ist heute aus strahlengenetisch-strahlenökonomischen Gründen und wegen der Erfolge der Röntgenfernbestrahlung der Haut weitgehend verlassen, ebenso wie die Röntgenreizbestrahlung von innersekretorischen Drüsen, inneren Organen und die Röntgenbestrahlung sympathischer Nervenendigungen der Haut.

2. Grenzstrangbestrahlung

Unter den indirekten Bestrahlungsverfahren gilt andererseits die Bestrahlung des *sympathischen Grenzstranges* nach Pautrier auch heute als ein relativ ungefährliches, häufig geübtes Therapieverfahren. Diese Methode bringt bei der richtigen Indikationsstellung recht gute Behandlungserfolge bei einigen Dermatosen.

Technisches Vorgehen Die Grenzstrangbestrahlung wird unter Tiefentherapiebedingungen (HWD 0,8—1,0 mm Cu) bei einem FHA von 30—40 cm im Bereich der Wirbelsäule entlang den sympathischen Grenzstrangganglien zwischen Th1 bis L5 durchgeführt. Der Grenzstrang wird mit drei untereinanderliegenden Feldern von 10×15 cm Größe von Th1 bis L5 bestrahlt. Der Patient wird in Bauchlage gelagert. Die Medianlinie über den Dornfortsätzen der Wirbelkörper wird mit einem Fettstift markiert, ebenso wie die Feldgrößen, um Überschneidungen zu vermeiden. Nach Einstellung des Feldes wird die Umgebung mit Bleigummiplatten geschützt.

Dosierung Einzeldosen von 100—250 R OD (Oberflächendosen) werden verabreicht.

Nach Meinung der meisten Autoren ist derjenige Teil des Grenzstrangabschnittes zu bestrahlen, der dem Ausbreitungsgebiet der Dermatose entspricht. Als Hauptindikation der Grenzstrangbestrahlung gilt der Lichen ruber (S. 140). Über günstige Erfahrungen wurde bei progressiver Sklerodermie, Morbus Duhring und Morbus Raynaud berichtet.

3. Röntgenfernbestrahlung der Haut (C. G. Schirren)

Bei diesem röntgentherapeutischen Verfahren wird praktisch die gesamte Dosis im Hautorgan, d. h. im Erfolgsorgan selbst, also direkt im Krankheitsort, absorbiert und daher dort voll zur Wirkung gebracht. So werden strahlenökonomische Gesichtspunkte auf ideale Weise erfüllt, da selbst bei höheren Einzeldosen Allgemeinsymptome nicht zu erwarten sind. Die relative Herdraumdosis als Maßstab für ein ökonomisches Vorgehen ist demnach relativ hoch.

Vorteile der Methode:

1. Die Dosis kommt am Krankheitsherd voll zur Wirkung, homogene Durchstrahlung des Hautorgans.

2. Steiler Dosisabfall zu nicht erkrankten Geweben (Dosenquotient-Verhältnis der Dosis an der Hautoberfläche zur Dosis in einer bekannten Tiefe ist sehr günstig!).

3. Keine Allgemeinwirkungen.

Die Fernbestrahlung der ganzen Haut war wegen der geringen Dosisleistung der Oberflächentherapieröhren lange Zeit nicht möglich. Erst die Einführung der Berylliumröhre ermöglichte es, den für die Hauttherapie adäquaten günstigen Therapiebereich zwischen Grenzstrahlen und 50 kV zu eröffnen.

Physikalische Grundlagen der Röntgenfernbestrahlung

Die Bestrahlung der gesamten Hautoberfläche in einem Feld (Vorder- bzw. Rückseite des Körpers) erfordert einen FHA von 2 m. Die Dosisleistung einer 50 kV-Strahlung beträgt in diesem Abstand ohne Filter etwa 20 R/min. Die weiche Strahlenqualität — die Luft wirkt bei der sehr weichen Strahlung bereits als Filter — ist eine der Voraussetzungen für das Verfahren.

Verteilung der Dosisleistung

Wenn der Zentralstrahl auf einen Punkt zwischen Nabel und Symphyse gerichtet ist, wird eine beinahe gleichmäßige Bestrahlung der Rumpfhaut, Arme und

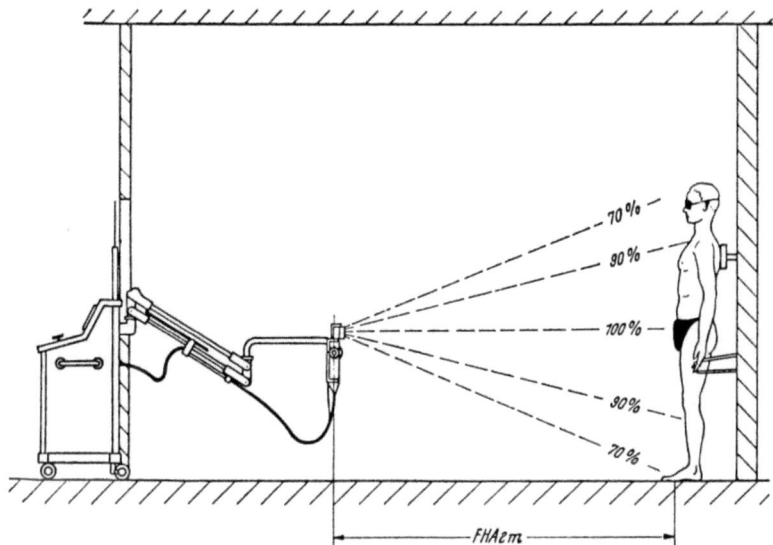

Abb. 39. Aufstellung des Patienten bei der Röntgenfernbestrahlung. FHA 2 m, Bleischutz für Augen und Genitalregion, Handgriffe und Rückenstütze zur sicheren Aufstellung; Prozentangaben = relative Dosisleistung. (Nach Schirren, 1959, entnommen aus Handbuch der Haut- und Geschlechtskrankheiten, Ergänzungswerk, Bd. V/2, 1959, S. 619)

Oberschenkel auf einen Abstand von 2 m bei einem Patienten mit Durchschnittsgröße erreicht (s. Abb. 39).

Dosisabfall

Der Dosisabfall der ungefilterten Berylliumröhrenstrahlung ist praktisch spannungsunabhängig, dagegen ist er stark abhängig vom Focus-Haut-Abstand. In 2 m Entfernung ohne Filter beträgt die GHWT bei 50 kV (25 mA) 2,0 mm.

Strahlenschutz bei Fernbestrahlung

Obwohl der Dosisabfall der Strahlung in der Haut sehr steil erfolgt, können geringe Dosen tiefere Körperschichten erreichen (bei Bestrahlung der Körpervorderseite nur mit Bleischild vor dem äußeren Genitale 4,5 R pro 1 000 R). Diese sind für die Strahlenbelastung der Gonaden bedeutsam. *Strahlenschutz ist*

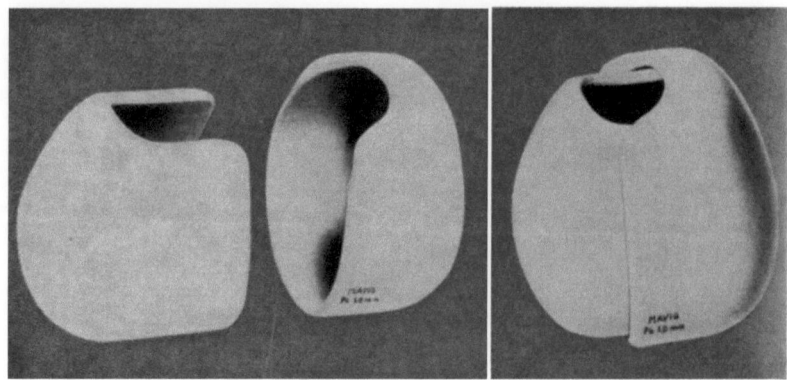

Abb. 40. Gonadenschutz für männliche Patienten. (Nach Stieve, 1959, entnommen aus Handbuch der Haut- und Geschlechtskrankheiten, Ergänzungswerk, Bd. V/2, S. 962)

deshalb notwendig! Der Patient sollte deshalb einen das gesamte äußere Genitale umschließenden und eng anliegenden 1,0 mm starken Bleibeutel vor der Bestrahlung erhalten (sowohl bei Bestrahlung der Vorderseite als auch der Rückseite!), der um die Gürtellinie fixiert wird (Abb. 40). Bei Frauen wird ein einigermaßen befriedigender Schutz durch Anlegen je eines 20×15 cm großen Schildes an der Körpervorderseite und Rückseite in Höhe der Ovarien erzielt (genetische Belastung 0,4 R/1000 R, Sekundärstrahlung). Obwohl die Gonadenbelastung sehr klein ist (beim Mann mit Bleischutz 0,075 R/1000 R), erfordert die Fernbestrahlung aus diesem Grunde als eine differente Methode eine sehr strenge Indikationsstellung. Bei Patienten im generationsfähigen Alter sollte deshalb keine Fernbestrahlung oder höchstens aus lebenswichtiger Indikation (z.B. bei Mycosis fungoides) durchgeführt werden, wenn alle anderen Therapiemethoden ausgeschöpft wurden und eine Röntgenfernbestrahlung unerläßlich erscheint (vgl. hierzu: die genetische Strahlenbelastung der Gonaden bei einem i.v. Pyelogramm auf das Ovar beträgt 290 mR, bei einer Fernbestrahlung von 10mal 50 R pro Körperseite [Vorderseite, Rückseite] unter den obigen Bedingungen 425 mR). Auch *Augenschutz* ist erforderlich.

Strahlenschutz für ärztlich-technisches Personal

Es ist mit einer weit über dem Durchschnitt liegenden Streustrahlung im Raum zu rechnen. Deshalb ist eine eigene Bestrahlungskammer mit Schutzwänden, in die das Bestrahlungsgerät (s.u.) eingelassen wird, notwendig. Ausreichende

Belüftung des Bestrahlungsraumes (Bildung von Nitrosegasen, Ozon) ist ferner erforderlich. Diese Behandlungsmethode dürfte daher Kliniken vorbehalten bleiben.

Technisches Vorgehen

Ein eigenes Gerät für die Röntgenfernbestrahlung sollte benützt werden, weil die meisten Geräte mit automatischer Filtersicherung arbeiten. Bei einer eventuellen Änderung des Filters bei 50 kV sollte auf alle Fälle ein entsprechendes Sicherheitssystem auf diese Änderung aufmerksam machen. Dieses kann in Zusammenarbeit mit dem Herstellerwerk angebracht werden.

Die Durchführung einer Röntgenfernbestrahlung der Haut mit ungefilterter Berylliumröhrenstrahlung bei einem Focus-Haut-Abstand von 2 m (50 kV; 25 mA; Filter 0; FHA 2 m; GHWT 2,0 mm) zeigt schematisch Abb. 39, S. 157. Bleischutz für Augen und Genitalien! Hinter dem Patienten sollten Handgriffe und Rückenstützen angebracht werden (schematisch s. Abb. 39, S. 157).

Dosierung

Je akuter die generalisierte oder erythrodermatische Hauterkrankung, um so niedriger sollen die Einzeldosen sein. Bei benignen Dermatosen sollten sie zwischen 30 und 50 R in 2tägigen Abständen auf eine oder auch beide Körperseiten verabreicht bis zu einer Gesamtdosis von 300—600 R bestrahlt werden. Bei malignen Hauterkrankungen (z. B. Mycosis fungoides, maligne Retikulosen) bevorzugt man 50—80 R Einzeldosen, täglich bis zu einer Gesamtdosis von 1 000—1 500 R. Obwohl Blutveränderungen bei dem obigen Vorgehen nicht beobachtet wurden, sollten regelmäßig Kontrollen durchgeführt werden. Allgemeine Krankheitssymptome treten nicht auf.

4. Indikationen zur Röntgenfernbestrahlung

Pruritus

Indikation Pruritus sine materia, echter Pruritus senilis (Cave Scabies oder Exsikkation der Haut!) stellen dankbare Indikationen beim Versagen anderer therapeutischer Maßnahmen dar.

Dosierung Einzeldosen von 50 R in 2tägigen Abständen bis zu einer Gesamtdosis von 300—600 R auf eine oder auch beide Körperseiten verabreicht.

Bestrahlungserfolg Gut.

Lichen ruber-Erythrodermie

Indikation In hartnäckigen ausgedehnten Fällen bei Beachtung der Kontraindikation ist der Lichen ruber eine dankbare Indikation zur Röntgenfernbestrahlung.

Dosierung Jeden 2. Tag 50 R auf jede Körperseite verabreicht. Gesamtdosis: je nach Verschwinden des Juckreizes im allgemeinen 400—500 R.

Therapieerfolg Besserung bereits nach den ersten Bestrahlungen. Juckreiz verschwindet rasch. Nach Abschluß der Bestrahlung Hyperpigmentierungen nicht selten.

Psoriasis vulgaris

Indikation Generalisierte oder erythrodermatische, sonst nicht beeinflußbare Psoriasis vulgaris stellt eine dankbare Indikation zur Röntgenfernbestrahlung dar. Jedoch sollte vor einer kritiklosen Anwendung gewarnt werden.

Dosierung Einzeldosen von 30—50 R in 2—3tägigen Abständen alternierend auf eine oder simultan auf beide Körperseiten verabreicht bis zu einer Gesamtdosis von 350—500 R.
Die Lokalbehandlung soll nur indifferent sein (gelbe Vaseline, glucocorticoidhaltige Salben).

Bestrahlungserfolg Günstige Beeinflussung schon nach kleineren Dosen.

Sekundäre Erythrodermien anderer Genese

Die Indikation zur Röntgenfernbestrahlung der Haut ist neben der psoriatischen Erythrodermie auch bei anderen Erythrodermien (Pityriasis rubra pilaris, Ekzem, Haematodermien) gegeben.

Dosierung Einzeldosen von 30—50 R jeden 2. Tag auf eine oder beide Körperseiten bis zu einer Gesamtdosis von 500—600 R. Auch hier ist nur indifferente örtliche Behandlung während der Bestrahlung angezeigt.

Bestrahlungserfolg In der Mehrzahl der Fälle kommt es zu einer wesentlichen Besserung. Die Erythrodermie wird nach dieser Maßnahme häufig wieder auf eine Lokalbehandlung ansprechen. Rückfälle können natürlich nicht vermieden werden.

Generalisiertes Ekzem

Indikation Bei generalisiertem Ekzem ist die Röntgenfernbestrahlung beim Versagen anderer therapeutischer Methoden angebracht. Alle Ekzemformen sprechen etwa gleich gut an.

Dosierung Einzeldosen von 50 R in 2tägigen Abständen bis zu einer Gesamtdosis von 400—600 R.

Bestrahlungserfolg Gute Bestrahlungserfolge, jedoch kritische Auswahl der Fälle erforderlich.

Mycosis fungoides

Indikation Erythrodermatische und flach infiltrierte Formen eignen sich gut, nicht jedoch die tumorösen Formen (GHWT nur 2,0 mm!).

Dosierung Es wird empfohlen, zunächst die eine Körperseite in Einzelfraktionen von 80 R täglich zu bestrahlen, um die erforderliche Gesamtdosis für die andere Körperseite bereits kennenzulernen. Die Gesamtdosis sollte etwa zwischen 500—1000 R liegen.

Bestrahlungserfolg Das anfängliche Erythem und die Resthyperpigmentierung bildet sich nach einigen Wochen zurück. Der Pruritus verschwindet rasch. Vorbestrahlte Herde bilden sich langsam zurück. Die Prognose wird natürlich durch die Fernbestrahlung nicht geändert. Blutkontrollen besonders bei zusätzlichen Gaben von Cytostatica sind notwendig.

Alterserythrodermie mit Kachexie und Lymphknotenschwellungen

Indikation Die Alterserythrodermie mit Kachexie und Lymphknotenschwellungen eignet sich gut für Röntgenfernbestrahlung.

Dosierung Einzeldosen von 50 R jeden 2. Tag auf eine oder auch beide Körperseiten bis zu einer Gesamtdosis von 300—500 R.

Therapieerfolg Röntgenfernbestrahlung wirkt sehr günstig in Kombination mit Glucocorticoiden innerlich und evtl. Cytostatica. Die Prognose ist trotz Besserungen des Hautzustandes nicht günstig.

Reticulosarkomatose

Indikation Für die sog. Reticulosarkomatose Gottron (= maligne Retikulose) gilt hinsichtlich der Indikationsstellung und technischem Vorgehen (Dosierung, Gesamtdosis) das gleiche, wie für die Mycosis fungoides beschrieben wurde.

Die Gesamtdosis kann hier höher liegen (bis zu 4000 R im Laufe von 2 Jahren), ohne daß Allgemeinreaktionen auftreten.

Therapieerfolg Relativ gute vorübergehende Erfolge bei flach infiltrativen Formen. Rasch zunehmende Strahlenresistenz!

XI. Strahlenschutz

1. Grundsätzliches zum Strahlenschutz

Die Anwendung ionisierender Strahlung zu diagnostischen und therapeutischen Zwecken unterliegt in der Bundesrepublik Deutschland hinsichtlich des Strahlenschutzes des Patienten, der Ärzte und des ärztlichen Hilfspersonals sowie der Bevölkerung gesetzlichen Vorschriften, die in der Ersten Verordnung über den Schutz vor Schaden durch Strahlen radioaktiver Stoffe (Erste Strahlenschutzverordnung) in der Fassung vom 15. 10. 1965 (Bundesgesetzblatt Teil I, Nr. 61 1965) sowie in der Verordnung von Schaden durch Röntgenstrahlen (Röntgenverordnung, Rö.V.) vom 1. 3. 1973 (Bundesgesetzblatt Teil I, Nr. 18, 1973) niedergelegt sind.

Außerdem sind die gesetzlichen Unfallverhütungsvorschriften (Anwendung von Röntgenstrahlen in medizinischen Betrieben, Berufsgenossenschaft für Gesundheitsdienst und Wohlfahrtpflege) zu beachten. Desgleichen sind eine Reihe von DIN-Normen für den Schutz vor ionisierenden Strahlen vom Fachnormenausschuß für Radiologie erschienen, die den derzeitigen Stand von Wissenschaft und Technik auf dem Gebiet des Strahlenschutzes im medizinischen Bereich wiedergeben (U. Panhorst: DIN-Normenverzeichnis Strahlenschutz und verwandte Sachgebiete, Bundesgesundheitsamt, Abt. für Strahlenhygiene, 8042 Neuherberg).

Im Rahmen dieser Ausführungen ist es nicht möglich, auch nur einen Überblick über die angegebenen Verordnungen und Empfehlungen zu geben, deshalb sei nur stichwortartig eine Auswahl für die Dermatoröntgentherapie dargelegt:

Der Betrieb von Röntgeneinrichtungen ist genehmigungspflichtig. Der für die Leitung oder Beaufsichtigung verantwortliche Arzt hat den Nachweis über die erforderliche Fachkunde im Strahlenschutz zu erbringen. Die Bauart des Röntgengerätes muß durch die Physikalisch-technische Bundesanstalt Braunschweig zugelassen sein. Die Messung der Dosisleistung muß regelmäßig erfolgen (s. S. 22). Der bauliche Strahlenschutz muß entsprechend den Vorschriften ausgelegt sein. Es muß ausreichende Schutzkleidung vorhanden sein und es müssen Orts- und Personendosen gemessen werden.

Als Grundsätze bei der Röntgenbehandlung sind generell zu beachten (Rö.V. § 26):

1. Bei der Röntgenbehandlung von Personen muß der Bestrahlungsplan einschließlich der Bestrahlungsbedingungen vor der Behandlung schriftlich festgelegt und von einer Person, die zur Ausübung des ärztlichen oder zahnärztlichen Berufes berechtigt ist, kontrolliert werden. Aus dem Bestrahlungsplan müssen alle erforderlichen Daten der Röntgenbehandlung, insbesondere die Bestimmung der Dosisleistung, die Dauer und Zeitfolge der Bestrahlungen, die Oberflächen- und Herddosis, die Lokalisation und die Abgrenzung des Bestrahlungsfeldes, die Wahl des Filters, der Röhrenstromstärke, der Röhrenspannung und des Brennfleck-Hautabstandes, sowie die Festlegung des Schutzes gegen Streustrahlung, zu ersehen sein.

2. Die Einstellung des Bestrahlungsfeldes, sowie die Einhaltung der übrigen in Absatz 1 genannten Bedingungen sind vor Beginn jeder einzelnen Bestrahlung von einer Person, die zur Ausübung des ärztlichen oder zahnärztlichen Berufes berechtigt ist, zu überprüfen.

Zusammenfassend kann gesagt werden, daß durch geeignete Schutzmaßnahmen und durch die Fachkunde gewährleistet sein muß, daß die Strahlenbelastung von Personen oder der Allgemeinheit so gering wie möglich zu halten ist.

2. Praktischer Strahlenschutz in der Dermatoröntgentherapie

Röntgenstrahlen Es ist bekannt, daß auch bei den in der Dermatoröntgentherapie angewandten energieärmeren Röntgenstrahlen *Streustrahlung* etwa in gleicher Größenordnung auftritt, wie bei energiereicher Tiefentherapie. Da in der Dermatotherapie Oberflächendosen appliziert werden, die höher liegen als diejenigen in der Tiefentherapie, kann die auftretende Streustrahlung in ihrer Wirkung diejenige bei Tiefentherapie sogar noch übertreffen. Außerdem ist die Trennung zwischen dem Patienten und dem Arzt bzw. Bedienungspersonal leider nicht immer streng durchgeführt.

Die Streustrahlung, die auch noch bei der Bestrahlung mit modernen Geräten wie z.B. das Dermopan® auftritt, kann man verringern, indem man um den *Tubus* herum eine breite *Bleifolie* legt. Bei der Dermopan-Röhre ist bei Benutzung von einem Tubus die Streustrahlung von vornherein kleiner als bei der Nahbestrahlung nach Chaoul. Wird auf den Tubus verzichtet, treten höhere Dosisleistungen in der Streustrahlung auf. Es muß unbedingt für einen ausreichenden *Abstand* zwischen Röhre und dem Schalttisch bzw. der Assistentin gesorgt werden. Das Halten von Patienten, z.B. Kinder mit Hämangiomen, durch Bestrahlungspersonal sollte unterbleiben. Der Schalttisch sollte zwischen der Röhre und der Assistentin stehen und der Raum darüber mit einer *Bleiglasscheibe* geschützt sein. Der *Zentralstrahl* sollte stets vom Schalttisch weggerichtet sein (beispielsweise beträgt die Strahlenbelastung hinter dem Bleiglas bei lotrechtem Strahl 0 mR/sec, bei Strahl um 70° zum Schalttisch geneigt 10,0 mR/sec; Bedingungen: 29 kV, Filter 0,3 mm Al).

Die genetische *Strahlenbelastung* eines Patienten bei der Dermatoröntgentherapie ist um so *größer, je härter* die verwendeten Strahlenqualitäten sind. Auch bei weichen Röntgenstrahlen Gonaden abdecken! Die Gonadendosen können durch Bleischutz der Generationsorgane auf Werte von 0,1—7% derjenigen ohne Bleischutz gesenkt werden.

Auf *Gonadenschutz* ist besonders bei der Röntgenfernbestrahlung zu achten (s. dort). Gonadenschutz für männliche Patienten nach Stieve zeigt Abb. 40. Dieser sollte bei Bestrahlungen in der Nähe der Generationsorgane stets allseitig angelegt werden. Die Schichtdicke der Bleifolie sollte 2,0 mm betragen. In der Nähe der Ovarien, beispielsweise bei Ekzembestrahlungen, sollte auch an die genetische Belastung durch Weichstrahlen gedacht werden.

Bei der Wahl der Schutzstoffe für Schutzkleidung (Personal und Patienten) sollte ein flexibles schweratomiges Strahlenschutzmaterial, beispielsweise *Bleigummi*, benutzt werden. Bleigummi steht mit verschiedenen Bleiäquivalentwerten zur Verfügung. Zum Schutz der Hände sollten Bleigummihandschuhe getragen werden (0,2 mm Bleiäquivalent). Röntgenschutzschürzen sollten, falls erforderlich, angelegt werden. Es ist wichtig, zum Schutze in benachbarten Räumen befindlicher Menschen auf die *Schutzwirkung der Wände* von Räumen, in denen mit Röntgenstrahlen gearbeitet wird, zu achten (S. 163).

Literatur

Barth, G.: Nahbestrahlung. In: Handbuch der medizinischen Radiologie, Bd. XVI/1. Berlin-Heidelberg-New York: Springer 1970.

Bode, H. G.: Strahlentherapie von Hautkrankheiten. In: Haut- und Geschlechtskrankheiten, Bd. II, S. 764—790, Hrsg. H. G. Bode und G. W. Korting. Stuttgart: Fischer 1970.

Braun, H., Heuck, F., Ladner, H.-A., Messerschmidt, O., Rausch, L.: Fortschritte im Strahlenschutz. Synopsis über 10 Jahre Forschung. Stuttgart: Thieme 1970.

Chaoul, H., Wachsmann, F.: Die Nahbestrahlung, 2. Aufl. Stuttgart: Thieme 1953.

Cipollaro, A. C., Crossland, P. M.: X-rays and radium in the treatment of disease of the skin. Philadelphia: Lea & Febiger 1967.

Du Mesnil de Rochemont, R.: Lehrbuch der Strahlenheilkunde. Stuttgart: Enke 1958.

Franke, H. D.: Die Anwendung strahlensensibilisierender Substanzen in der Strahlentherapie. Strahlentherapie 143, 296 (1972).

Fritz-Niggli, H.: Strahlenbiologie und Ergebnisse. Stuttgart: Thieme 1959.

Gahlen, W.: Weichstrahltherapie. In: Handbuch der medizinischen Radiologie, Bd. XVI/1. Berlin-Heidelberg-New York: Springer 1970.

Gertler, W.: Strahlentherapie. In: Praktische Dermatologie. Diagnostische und therapeutische Methoden. Edition Leipzig 1965.

Goldschmidt, H.: Röntgentherapie von Dermatosen. In: J. Jadassohn, Handbuch der Haut- und Geschlechtskrankheiten, Ergänzungswerk, Bd. V/2. Berlin-Göttingen-Heidelberg: Springer 1959.

Grover, R. W.: In: S. B. Dewing, Radiotherapy of benign diseases. Springfield, Ill. (USA): Ch. Thomas Publ. 1965.

Haxel, O.: In: Handbuch der medizinischen Radiologie, Bd. I/1. Berlin-Heidelberg-New York: Springer 1967.

Hornstein, O. P.: Therapie und Prognose des malignen Melanoms. Fortschr. Med. 90, 1087 (1972).

Hug, O., Kellerer, A. M.: Stochastik der Strahlenwirkung. Berlin-Heidelberg-New York: Springer 1966.

Hug, O., Trott, K. R.: In: K. H. Lindackers, Kernenergie, Nutzen und Risiko. Stuttgart: DVA 1970.

Jensen, F.: In: Handbuch der medizinischen Radiologie, Bd. I/2, Hrsg. L. Diethelm et al. Berlin-Heidelberg-New York: Springer 1965.

Johns, H. F., Cunningham, J. R.: The physics of radiology. Springfield, Ill. (USA): Ch. Thomas Publ. 1969.

Kärcher, K. H.: Einführung in die klinisch-experimentelle Radiologie. München: Urban & Schwarzenberg 1964.

Keining, E., Braun-Falco, O.: Dermatotherapie (Ionisierende Strahlen). In: Dermatologie und Venerologie. München: J. F. Lehmann 1970.

Kopf, A. W.: Therapy of basal cell carcinoma. In: Dermatology in general medicine, eds. T. B. Fitzpatrick, K. A. Arndt, W. H. Clark, A. Z. Eisen, El. I. van Scott, J. H. Vaughan. New York: McGraw-Hill 1971.

Lorenz, W.: Strahlenschutz in Klinik und ärztlicher Praxis. Stuttgart: Thieme 1961.

Plaats, G. J. van der: Die Kontaktbestrahlung. In: Handbuch der medizinischen Radiologie, Bd. XVI/1. Berlin-Heidelberg-New York: Springer 1970.

Proppe, A.: Spezielle Röntgen-Behandlung. In: Gottron-Schönfeld, Dermatologie und Venerologie, Bd. II/1. Stuttgart: Thieme 1958.

Rajewsky, B., Hobitz, H., Harder, D.: Biologische Grundlagen der Röntgentherapie. In: J. Jadassohn, Handbuch der Haut- und Geschlechtskrankheiten, Ergänzungswerk, Bd. V/2. Berlin-Göttingen-Heidelberg: Springer 1959.

Rajewsky, B., Pohlit, W.: Strahlenschäden und Strahlenschutz. In: J. Jadassohn, Handbuch der Haut- und Geschlechtskrankheiten, Ergänzungswerk, Bd. V/2. Berlin-Göttingen-Heidelberg: Springer 1959.

Scherer, E.: Strahlentherapie. Stuttgart: Thieme 1967.

Schirren, C. G.: Behandlung benigner und maligner Hautgeschwülste unter besonderer Berücksichtigung der Strahlentherapie. In: J. Jadassohn, Handbuch der Haut- und Geschlechtskrankheiten, Ergänzungswerk, Bd. V/2. Berlin-Göttingen-Heidelberg: Springer 1959.

Schirren, C. G.: Totalbestrahlung, Röntgen-Fernbestrahlung der Haut und indirekte Bestrahlungsmethoden. In: J. Jadassohn, Handbuch der Haut- und Geschlechtskrankheiten, Ergänzungswerk, Bd. V/2. Berlin-Göttingen-Heidelberg: Springer 1959.

Storck, H., Schwarz, K., Ott, F.: Haut. Intraepitheliale Carcinome. In: Handbuch der medizinischen Radiologie, hrsg. von L. Diethelm, O. Olsson, F. Strnad, H. Vieten, A. Zuppinger, Bd. XIX/1, S. 69. Berlin-Heidelberg-New York: Springer 1972.

Streffer, C.: Strahlen-Biochemie. Heidelberger Taschenbücher 59/60. Berlin-Heidelberg-New York: Springer 1969.

Trott, K. R.: In: O. Hug, Handbuch der medizinischen Radiologie, Bd. II/3, Hrsg. O. Hug und A. Zuppinger. Berlin-Heidelberg-New York: Springer 1972.

Wachsmann, F.: Allgemeine Methodik der Röntgentherapie von Hautkrankheiten. In: J. Jadassohn, Handbuch der Haut- und Geschlechtskrankheiten, Ergänzungswerk, Bd. V/2. Berlin-Göttingen-Heidelberg: Springer 1959.

Wachsmann, F., Dimotsis, A.: Kurven und Tabellen für die Strahlentherapie. Stuttgart: Hirzel 1957.

Wachsmann, F., Vieten, H.: Grundlagen der strahlentherapeutischen Methoden. In: Handbuch der medizinischen Radiologie; Allgemeine strahlentherapeutische Methodik. Hrsg. L. Diethelm, O. Olsson, F. Strnad, H. Vieten, A. Zuppinger, Bd. XVI/1. Berlin-Heidelberg-New York: Springer 1970.

Wagner, G.: Die Epilationsbestrahlung. In: J. Jadassohn, Handbuch der Haut- und Geschlechtskrankheiten, Ergänzungswerk, Bd. V/2. Berlin-Göttingen-Heidelberg: Springer 1959.

Walter, J., Miller, H.: A short textbook of radiotherapy. London: J. and A. Churchill Ltd. 1969.

Wiskemann, A.: Strahlensensibilisierung mit Spindelgiften bei Mykosis fungoides. Strahlentherapie 143, 338 (1972).

Zuppinger, A., Poretti, G.: Symposium on High-Energy Electrons (Montreux, 7th to 11th September 1964). Berlin-Heidelberg-New York: Springer 1965.

Sachverzeichnis

Abfall der Dosisleistung 32
Abhängigkeit der Hautreaktionen von den technischen Bestrahlungsbedingungen 50
Absorption 9
— von Röntgenstrahlen 42
Abstandsgesetz 14
Abt-Letterer-Siwe-Krankheit 111
Acanthosis nigricans 143
Acne vulgaris 150
Acrodermatitis chronica atrophicans 145
Adenoma sebaceum 80
Akne-Keloid 128
Akrokeratosis verruciformis 144
Aktinomykose 131
Akute Radiodermatitis 46
Akutes Röntgenulcus 46
Allergische Kontaktdermatitis 133
Allergisches Kontaktekzem 133
Alopezien 153
Alterserythrodermie 161
Angiokeratoma Mibelli 73
Angiomyome 79
Angiomyoneurom 73
Angioplastisches Reticulosarkom 108
Anthrax 131
Apokrine Schweißdrüsenabszesse 129
Äquivalentdosis 13
Arsen-Keratosen 88
Augenlider 73

Basaliome 93
Benigne epitheliale Tumoren 80
Berylliumfensterröhre 7
Bestrahlungsbedingungen 33
— in der Dermatoröntgentherapie 28
Bestrahlungsmethoden, indirekte 155
Bestrahlungsplanung 90

Bestrahlungszeit 33
Betastrahler 54
Bindegewebe, Erkrankungen des 145
Bindegewebsnaevi 79
Blasenbildende Hautkrankheiten 143
Blastomykosen 132
Bleischutz 99
Blutgefäßnaevi 80
Bowen-Karzinom 85
Bremsstrahlung 2
Brocqsche Krankheit 140

Cancer en cuirasse 103
Charakteristische Röntgenstrahlung 4
Cheilitis abrasiva praecancerosa 86
Chondrodermatitis nodularis chronica helicis 148
Chondrome 79
Chronische allergische Kontaktdermatitis 133
— Paronychie 130
— Radiodermatitis 47
Chronisch-lichenifiziertes Ekzem 133
Comptoneffekt 10
Comptonstreuung 10
Condylomata acuminata 123
Conjunctivale Leukoplakie 63
Cornu cutaneum 85
Cylindrome 81

Dariersche Krankheit 144
Dauerepilation 45
Depigmentierungen 150
Dermatitis 132
— herpetiformis Duhring 143
Dermatofibrom 75

Dermatofibrosarcoma protuberans 78, 108
Dermatomykosen 131
Dermatoröntgentherapie von Dermatosen 119
Dermatosen, Dermatoröntgentherapie von 119
Diffuse Mastocytose 112
Dorsalzysten der Finger 82
Dosimeter 20
Dosimetrie 12
Dosimetrische Grundlagen 17
Dosisleistung, Abfall der 32
Dosisleistungsmesser 17
Dosismesser 17
Dosismessungen, Durchführung der 22
Dosisverteilungen im Körper 24
Dupuytrensche Fingerkontraktur 146
Dyskeratosis follicularis 144

Einfalldosis 15
Einflußgrößen auf die GHWT 24
— auf die Strahlenquantität 29
Ekkrines Porom 82
— Spiradenom 82
Ekzem 132
—, chronisch-lichenifiziertes 133
—, generalisiertes 161
—, — seborrhoisches 135
—, hyperkeratotisch-rhagadiformes 134
—, intertriginöses 135
—, nummuläres (mikrobielles) 135
—, seborrhoisches 135
—, toxisch-degeneratives 134
Ekzeme des Kindesalters 136
— des Säuglingsalters 136
Elektromagnetische Wellen 1
Elektronen, schnelle 53
Energieabhängigkeit 17
Energiedosis 13
Energiedosisleistung 13
Entzündungsbestrahlung 125
Epidermale Naevi 80
Epilation 152

Epilation, temporäre 45
Epilationsdosis 45
Epitheliom, verkalktes 81
Epithelioma adenoides cysticum 81
— calcifié 81
Epitheliome, metatypische 94
Erkrankungen der apokrinen Schweißdrüsen 151
— der ekkrinen Schweißdrüsen 151
— der Talgdrüsen 150
— des Bindegewebes 145
— des Haares 152
— peripherer Gefäße 149
Erregerbedingte Hautkrankheiten 125
Erste Halbwertschichtdicke 16
Erysipel 130
Erysipeloid 131
Erythrocyanosis crurum puellarum 149
Erythrodermien, sekundäre 160
Erythrodermie pityriasique en plaques disséminées Brocq 140
—, psoriatische 139
Erythroplasie 86

Feldgröße 29
Fettgewebe, Sarkome des 109
Fibrom 75
Fibrome en pastille 75
Fibrosarcom 78, 108
Filterung 6, 28
Fingerhutkammer 18
Fingerknöchelpolster 146
Floride orale Papillomatose 82
Focus-Haut-Abstand 27, 28, 29
Folliculitis decalvans barbae 128
— capillitii 127
— eccematosa barbae 127
— sclerotisans nuchae 128
— sycosiformis atrophicans 128
Follikuläre Keratosen 144
Fontanellen 72
Fox-Fordycesche Krankheit 151
Fraktionierung 52
Früherythem 44

Frühreaktion 44
Furunkel 128

Gammastrahler 54
Gasbrand 131
Generalisiertes Ekzem 161
— seborrhoisches Ekzem 135
Generationsorgane 73
Gesetz der Minimaldosis 120
Gewebehalbwerttiefe (GHWT) 24
Glomustumor 73
Gorlin-Goltz-Syndrom 94
Granuloma annulare 154
— eosinophilicum der Haut 154
— — faciei 154
— pediculatum 73
Granulomatöse Erkrankungen der Haut 153
— Retikulosen 112
Granulomatose, Wegenersche 149
Granulosis rubra nasi 152
Grenzstrahlen 8, 32
Grenzstrahlentherapie 35, 36, 67
Grenzstrangbestrahlung 155
Grundlagen, dosimetrische 17

Hämangioendotheliom, malignes 108
Haemangioma cavernosum 70
— planum 69
Hämangiopericytom, malignes 109
Hämangiosarkome 108
Halbtiefentherapie 40, 68
Halbwertschichtdicke 11, 16
—, erste 16
—, zweite 16
Hand-Schüller-Christiansche Erkrankung 111
Haupterythem 44
Hauptreaktion 44
Haut, Wirkung von Röntgenstrahlen auf die 43
Hautgeschwülste, bösartige, praktisches Vorgehen bei Röntgentherapie 64

Hautgeschwülste, Röntgentherapie von 61
Hautkrankheiten, blasenbildende 143
—, erregerbedingte 125
—, virusbedingte 122
Hautreaktionen, Abhängigkeit von den technischen Bestrahlungsbedingungen 50
Hautschichten, Tiefe der einzelnen 35
Hauttoleranzdosis 45
Hauttuberkulosen 127
Hauttumoren, maligne epitheliale, Lokalisationen, spezielle 96
Heel-Effekt 6
Herddosis 16
Herdgebiet 16
Herdraumdosis 16
—, relative 16
Herpes simplex 123
Hidradenitis suppurativa 129
Hidradenome 82
Homogenitätsgrad 16
Hyperhidrosis 151
Hyperkeratotisch-rhagadiformes Ekzem 134
Hyperpigmentierung 44
Hypertrichosis 152

Ichthyosis vulgaris 144
Indikationen zur Röntgenfernbestrahlung 159
Indirekte Bestrahlungsmethoden 155
Induratio penis plastica 147
Infiltration der Haut, lymphocytäre 110
Infrarot 2
Integraldosis 16
Intertriginöses Ekzem 135
Intertrigo 135
Intoleranzreaktionen, kutan-vasculäre 136
Ionendosis 12
Ionendosisleistung 12
Ionisationskammer 17
Isoliertes Mastocytom 112
Isotope, künstlich radioaktive 53

Kammerfaktor 18
Karbunkel 129
Karzinome auf vorgeschädigter Haut 96
—, spinozelluläre 94
Keloide 76
Keratoakanthom 83
Keratoma palmare et plantare 144
— senile 84
Keratosen 143
— bei Xeroderma pigmentosum 88
—, follikuläre 144
Keratosis actinica 84
— senilis 84
Knochenwachstumszonen 73
Knuckle pads 146
Kobalt, radioaktives 54
Kombinationsschaden 47, 49
Komedonenreaktion 63
Kontaktbestrahlung 35
Kontaktdermatitis, allergische 133
—, chronisch allergische 133
Kontaktekzem, allergisches 133
Körper, Dosisverteilungen im
Kraurosis vulvae 88, 145
Künstlich radioaktive Isotope 53
Kutan-vasculäre Intoleranzreaktionen 136

Leiomyome 79
Leiomyosarkom 109
Leishmaniasis der Haut 126
Lepra 127
Leukämien 116
Leukoplakie 86
—, conjunctivale 63
Leukosen 116
Lichen ruber-Erythrodermie 160
— ruber planus 140
— — verrucosus 141
— sclerosus et atrophicus 145
— sclerosus et atrophicus vulvae 88
— simplex chronicus 142
Licht, sichtbares 2
Linear Energy Transfer 59

Lipomatose 79
Lipome 79
Lippenkarzinom 100
Literatur 166
Lupus erythematodes 146
— — chronicus integumentalis 146
Lymphadenosis cutis benigna 110
Lymphangiome 74
Lymphangiosarkome 109
Lymphangiosis carcinomatosa 103
Lymphocytäre Infiltration der Haut 110
Lymphocytic Infiltration of the Skin 110
Lymphogranulomatosis inguinalis 125
— maligna der Haut 115
Lymphoplasien 110
Lymphosarkome 118

Maligne mesodermale Neoplasien 109
Malignes Hämangioendotheliom 108
— Hämangiopericytom 109
— Melanom 106
Mamma 73
Mastocytom, isoliertes 112
Mastocytose, diffuse 112
Mastocytosen 112
Melanom, malignes 106
Melanosis circumscripta praecancerosa 87
Melanotische Präkanzerose 87
Metatypische Epitheliome 94
Milzbrand 131
Minimaldosis, Gesetz der 120
Mittelharte Strahlung 8
Molluscum contagiosum 123
— sebaceum 83
Mongolenflecke 79
Morbus Besnier-Boeck-Schaumann 153
— Bowen 85
— Hodgkin 115
— Paget 87
— Pringle 80
— Raynaud 149
Mykosen 131
—, tiefe 131

Sachverzeichnis

Mycosis fungoides 112, 161
Myxosarkom 109

Naevi 79
—, epidermale 80
— flammei 69
—, organoide 79
— vinosi 69
Naevo-Basaliome 94
Naevus coeruleus 79
— elasticus 79
— flammeus 80
— pilosus 79
— sebaceus 79
— spilus 79
— teleangiectaticus 80
— verrucosus 80
Naevuszellennaevi 79
Nagelekzem 134
Nagelerkrankungen 153
Nagel-Psoriasis 138
Nahbestrahlung 32, 35
Nahbestrahlungstherapie 37, 68
Neoplasien, maligne mesodermale 108
Neuralgien 124
Neurinom 79
Neurodermitis circumscripta 142
— diffusa 136
Neurofibrom 79
Neurom 79
Névus bleu 79
Nodulus cutaneus 75
Nummuläres (mikrobielles) Ekzem 135

Oberflächendosis 16
Oberflächentherapie 39
Onychomykosen 153
Organoide Naevi 79
Osteome 79
Oxygen Enhancement Ratio 59

Papillomatosis cutis carcinoides 82
— mucosae carcinoides 82

Parakeratosis variegata 140
Parapsoriasis 140
— en plaques 140
— guttata 140
— lichenoides 140
Peniskarzinom 104
Periphlebitis 130
Phantomkammern 23
Pemphigoid-Gruppe 143
Pemphigus-Gruppe 143
Pemphigus vegetans 143
Phosphor 54
Photoeffekt 9
Pilomatrixom 81
Pityriasis lichenoides chronica 140
— lichenoides et varioliformis acuta 140
— rosea 142
— rubra pilaris 142
Plasmocytom 112
Plastobalt 54
Poikilodermia vascularis atrophicans 145
Porokeratosis Mibelli 144
Präkanzerose, melanotische 87
Protrahierung 52
Prurigo-Erkrankungen 143
Pruritus 159
Pseudokanzerosen 82
Pseudopélade Brocq 153
Pseudopélade-Syndrom 153
Pseudorezidive 63, 105
Psoriasis pustulosa 139
— vulgaris 136, 160
Psoriatische Erythrodermie 139
Pyodermien 127
— der Schweißdrüsen 129

Quinckesches Ödem 136

Rad 15
Radioaktives Kobalt 54
Radiodermatitis, akute 46
—, Behandlung der 48
—, chronische 47

Radiowellen 2
Radium 32
Relative Herdraumdosis 16
— Tiefendosis 16
Reticulosarkom, angioplastisches 108
Reticulosarkomatose 162
Retikulosen 110
—, granulomatöse 112
Rhinosklerom 127
Rhinophym 151
Röntgendauerepilation 152
Röntgenepilation, temporäre 128, 152
Röntgenfernbestrahlung 156
Röhrenspannung 6, 28
Röhrenstrom 29
Röntgenerythem 43
Röntgenoderm 44, 47
Röntgenröhre 4
Röntgenstrahlen 2
Röntgenstrahlung 2
—, charakteristische 4
Röntgentherapie bösartiger epithelialer Geschwülste 89
Röntgentherapieeinrichtungen 41
Röntgentherapie gutartiger Geschwülste der Haut 69
—, praktisches Vorgehen bei bösartigen Hautgeschwülsten 64
— von Hautgeschwülsten 61
— von Präkanzerosen 84
Röntgenulcus, akutes 46
Röntgenwarzen 88
Rosacea 151

Sarcoma idiopathicum haemorrhagicum multiplex Kaposi 74, 108
Sarkoidosis 153
Sarkome 108
— des Fettgewebes 109
Sauerstoffeffekt 59
Schnelle Elektronen 53
Schwächungsgesetz 11
Schweißdrüsenabszesse, apokrine 129
Schweißdrüsennaevi 79

Sclerodermia circumscripta 145
— diffusa seu progressiva 146
Seborrhoea oleosa 150
Seborrhoisches Ekzem 135
Seborrhoische Warzen 80
Sehr weiche Strahlung 8
Sekundäre Erythrodermien 160
Self-healing epitheliomas 83
Sichtbares Licht 2
Sklerodermien 145
Spätreaktion 44
Spezielle Lokalisationen maligner epithelialer Hauttumoren 96
Spiegler-Fendtsches Sarkoid 110
Spieglersche Tumoren 81
Spinozelluläre Karzinome 94
Sporotrichose 132
Standard-Gleichgewichts-Ionendosis 12
Strahlenbiologie 56
Strahlenqualität 6, 33
Strahlenquantität 6
Strahlenschutz 163
Strahlenwirkungen, direkte 57
—, indirekte 57
Strahlung, mittelharte 8
—, sehr weiche 8
—, weiche 8
Streuung 9
Streuzusatzdosis 15
Strontium 55
Sycosis non parasitaria 127
Syringome 82

Teerwarzen 88
Temporäre Epilation 45
— Röntgenepilation 128, 152
Thorium X 54
Thorium-X-Behandlung 70
Thrombophlebitis 130
Thymus 73
Tiefe der einzelnen Hautschichten 35
Tiefe Mykosen 131
Tiefendosis 16

Sachverzeichnis

—, relative 16
Tiefentherapie 32, 41, 68
Totalbestrahlung des Körpers 155
Toxisch-degeneratives Ekzem 134
Transmission 9
Tuberculosis cutis verrucosa 127
Tubus 31
Tumoren, benigne epitheliale 80
— der glatten Muskeln 79
— der Knochen 79
— der Knorpel 79
— der Lymphgefäße 74
— des Bindegewebes 75
— des Fettgewebes 79
— des Nervengewebes 79

Ulerythema ophryogenes 144
Ultraviolett 2
Ungui incarnati 153
Urticaria 136
— pigmentosa 112

Verkalktes Epitheliom 81
Verrucae planae juveniles 122
— plantares 122
— vulgares 122
Verruca seborrhoica senilis 80
Virusbedingte Hautkrankheiten 122
Vitiligo 150
Vulvakarzinom 105

Warzen 122
Wegenersche Granulomatose 149
Weiche Strahlung 8
Weichstrahlkammer 18
Weichstrahlthetapie 35, 38, 67
Wellen, elektromagnetische 1
Winkelabhängigkeit 18
Wirkung von Röntgenstrahlen auf die Haut 43

Zoonosen 131
Zoster 124
Zweite Halbwertschichtdicke 16
Zysten 82

MIX
Papier aus verantwortungsvollen Quellen
Paper from responsible sources
FSC® C105338

If you have any concerns about our products,
you can contact us on
ProductSafety@springernature.com

In case Publisher is established outside the EU,
the EU authorized representative is:
**Springer Nature Customer Service Center GmbH
Europaplatz 3, 69115 Heidelberg, Germany**

Printed by Libri Plureos GmbH
in Hamburg, Germany